TRINITY

Neale Donald Walsch

Dr. med. Brit Cooper

Wo Gott und Medizin sich treffen

Heilkunde und Spiritualität im Dialog

Aus dem Amerikanischen
von Thomas Görden

TRINITY

Die amerikanische Originalausgabe erschien 2016 unter dem Titel »Where god and medicine meet. A conversation between a doctor and a spiritual messenger« bei Rainbow Ridge Books, LLC, USA

MIX
Papier aus verantwortungsvollen Quellen
FSC® C014889

1. Auflage
Deutsche Erstausgabe

Umschlaggestaltung: Guter Punkt, München, unter Verwendung
von Motiven von thinkstock und shutterstock
Lektorat: Dirk Grosser
Satz: Danai Afrati & Robert Gigler, München
Druck und Bindung: Pustet, Regensburg
ISBN 978-3-95550-243-0

www.trinity-verlag.de

Widmung

VON BRIT COOPER:

Für Jennifer Jones zum Dank für die unermüdliche Unterstützung beim Schreiben dieses Buches.

VON NEALE DONALD WALSCH:

Allen, die fest an die heilende Macht
der Liebe und Gottes glauben.

Inhalt

Einführung

Geschehen medizinische Wunder tatsächlich, und gibt es eine spirituelle Ursache dafür, dass sie sich ereignen? Gibt es im Bewusstsein des spirituell Suchenden einen Platz für Sterbehilfe? Kann das Mitwirken an einer Operation am offenen Herzen oder die Autopsie von Leichnamen Medizinstudenten etwas über die Seele lehren? Gibt es eine Schnittstelle zwischen Spiritualität und Körperlichkeit, an der beide Eins werden?

Lassen Sie uns konkreter werden:

Gibt es im System der modernen westlichen Medizin Raum für Gott? Sollten metaphysische bzw. spirituelle Prinzipien Bestandteil des Medizinstudiums werden? Ist es angemessen, dass die oberste Priorität der Ärzte darin besteht, Patienten am Leben zu halten?

Die Antwort auf alle diese Fragen lautet Ja.

Was meinen Sie, ist es nicht an der Zeit, dass wir uns das alles einmal näher anschauen? Aus einem neuen Blickwinkel, der anders ist als unser früheres Denken und auch anders als manche heutige Sichtweise: aus der Perspektive der zeitgenössischen Spiritualität.

Eine junge Ärztin aus Kanada rief mich an (das Ganze war ihre Idee, und ich bin froh, dass sie sie hatte), und daraus entwickelten sich wöchentlich stattfindende Gespräche, die sich über mehrere Monate hinzogen. Darin erkundeten wir, welche Berührungspunkte es zwischen Gott und der modernen Medizin gibt, wo also Gott und Medizin sich treffen.

Letztere Formulierung sei der Titel eines Buches, das sie, wie sie sagte, gerne schreiben wollte. Antrieb hierfür waren zwei für sie hoch bedeutsame und einschneidende Lebenserfahrungen: ihre Ausbildung zur Ärztin und ihre Teilnahme an neun Intensivseminaren zur Spirituellen Erneuerung - fünftägigen, von mir geleiteten Retreats, an denen sie während der letzten zwei Jahre ihrer ärztlichen Ausbildung teilgenommen hatte.

Ihr Medizinstudium gründete sich auf das traditionelle Modell der westlichen Medizin. Meine Retreats hingegen beruhten auf einem, gelinde gesagt, ausgesprochen nicht-traditionellen spirituellen Ansatz, der in der Buchreihe *Gespräche mit Gott* erforscht wird. Während dieser 24 Monate gelangte Brit Cooper (seit 2015 Doktorin der Medizin) immer wieder an die Kreuzwege von Spiritualität und Körperlichkeit, wobei sie sich so intensiv wie nur wenige Menschen mit beiden Aspekten der menschlichen Begegnung mit dem Leben befasste.

Im Juni 2013 nahm Dr. Cooper zum ersten Mal an einem meiner GmG-Retreats teil. Ich lernte sie als eine bemerkenswert wortgewandte, hochintelligente junge Frau von 22 Jahren kennen, die, wie ich erfuhr, die jüngste Medizinstudentin ihres Jahrgangs war, nachdem sie zuvor bereits einen Bachelor-Abschluss in Mathematik und Physik an der Universität von Victoria erworben hatte. Es war eine Freude, sie in der Gruppe zu haben.

Zu meiner angenehmen Überraschung sah ich sie ein paar Monate später bei unserem nächsten Retreat wieder. Offensichtlich hatte etwas, das sie im Hinblick auf ihr spirituelles Leben gehört und erfahren hatte, sie tief beeindruckt. Ich hatte jedoch nicht erwartet, dass sie noch an sieben weiteren Retreats teilnehmen und daraus als eine unserer inspiriertesten globalen Sprecherinnen hervorgehen würde, die nach ihrer Approbation als Ärztin unsere *CWG School of Messengers* absolvierte.

Brit war zu einer der dynamischsten und motiviertesten Schülerinnen der *Gespräche mit Gott* geworden, die mir in den 20 Jahren, die ich diese revolutionären spirituellen Konzepte verbreite und lehre, begegnet ist. Als sie mich also fragte, ob ich bereit wäre, mit ihr ein Buch über die Zusammenhänge zwischen Gott und Medizin zu schreiben - ein Thema, das sie aufgrund ihre Erfahrungen während des Medizinstudiums als sehr dringlich einstufte -, willigte ich sofort ein.

Ich wusste, dass ein solches Buch nicht nur bei Geistlichen und Medizinern auf großes Interesse stoßen würde, sondern bei allen Menschen, denen diese beiden Berufsgruppen sich zu helfen bemühen. Ich konnte mir kaum ein faszinierenderes - oder lebenswichtigeres - Thema für unsere Menschheitsfamilie vorstellen.

Ich danke Ihnen, dass Sie diesen Dialog zwischen der bemerkenswerten Ärztin Brit Cooper und mir lesen und hoffe, dass er Ihr Leben bereichern wird.

Neale Donald Walsch
Ashland, Oregon
23. September 2015

1. Teil

Ein neues Gespräch über Gesundheit, Wohlbefinden und Spiritualität

Bei dem folgenden Text handelt es sich um die Mitschrift von Telefongesprächen zwischen der Ärztin Dr. med. Brit Cooper und dem Spirituellen Botschafter Neale Donald Walsch.

Die Aussagen und Fragen von Brit Cooper sind in diesem Buch *kursiv* gedruckt, Neale Donald Walschs Texte erscheinen hier in gerader Schrift.

Bevor sich beide spezifischen medizinischen Themen zuwenden, werden zunächst die Vier Fundamentalen Lebensfragen erforscht, die als Grundlage für die nachfolgenden Buchkapitel dienen.

In diesem Buch wird das Wort »Gott« verwendet. So, wie beide es verstehen, ist es ein Synonym für Lebenskraft, Lebensenergie, Quelle, Universum oder, ganz einfach, für das Leben selbst.

Die Fundamentale Untersuchung: Wer sind wir wirklich?

Zu den wirkungsvollsten Methoden der Selbstbefragung in den Gesprächen mit Gott gehören für mich die Vier Fundamentalen Lebensfragen:

1. *Wer bin ich?*
2. *Wo bin ich?*
3. *Warum bin ich, wo ich bin?*
4. *Was tue ich hier?*

Die Beantwortung dieser Fragen bewirkte, dass etwas, das für mich bis dahin nur aus Ideen und gedanklichen Konstrukten bestanden hatte, plötzlich in meinem Leben eine durch und durch transformative Wirkung entfaltete. Ich ging auf völlig neue Art durch meine Welt, fast als hätte mir jemand meine Brille geputzt, sodass ich alles endlich klar und deutlich erkennen konnte! Damit meine ich die Brille, durch die wir erkennen können, was wirklich auf der Welt vor sich geht und was unsere wahren Ziele auf dieser Reise des Menschseins sind.
Darüber möchte ich heute gerne mit dir sprechen, Neale. Ich denke, das ist ein wirklich interessanter Anfang.

Es gibt tatsächlich *sieben* einfache Fragen über das Leben, die die Leute sich unbedingt stellen sollten ... doch nach meiner Beobachtung haben sich 98 Prozent der Weltbevölkerung diese Fragen noch nie gestellt. Die meisten gehen durchs Leben, von der Geburt bis zum Tod, ohne überhaupt jemals auf die Idee zu kommen, sich diese Fragen zu stellen. Wenn überhaupt, dann kommen ihnen diese Fragen höchstens einmal ganz kurz und flüchtig in den Sinn. Diese sieben einfachen Fragen habe ich unterteilt in (a), die Drei Ständigen Fragen, und (b), die Vier Fundamentalen Fragen des Lebens.

Die ersten drei Fragen sind wichtig, weil sie einen Zusammenhang herstellen oder einen Grund dafür liefern, die nächsten vier zu stellen. Oder, anders ausgedrückt, wenn auf der Erde alles schön und wunderbar wäre und die Menschen sowohl einzeln als auch kollektiv ein Leben führen würden, wie sie es sich wünschen und erhoffen, dann wären die Vier Fundamentalen Lebensfragen nahezu überflüssig. Sie zu stellen hätte keinen Sinn, und niemand würde dringend auf die Antworten warten.

Dass die Beantwortung der Vier Fundamentalen Fragen dringlich ist, liegt an den drei Fragen, die ihnen in meiner Liste der Sieben Einfachen Fragen vorangestellt sind. Die erste Frage lautet: »Wie ist es möglich, dass über sieben Milliarden Menschen sagen, dass sie das Gleiche wollen, und dennoch offenbar unfähig sind, es zu erlangen?« Das ist die Grundlage für die Vier Fundamentalen Lebensfragen. Denn wie ich schon sagte: Würden alle ein Leben führen, wie sie es sich wünschen, dann würde es sich erübrigen, diese vier Fragen zu stellen.

Wenn wir uns selbst und unsere Lebensweise hinterfragen, geschieht das nicht um der spirituellen oder intellektuellen Übung willen, sondern aus dem alleinigen Grund, dass etwas offenbar nicht funktioniert.

Niemand, der ein Zimmer betritt, in dem alle Lampen brennen, würde sagen: »Lass uns nachschauen, ob die Sicherung herausgesprungen ist.« Alle würden sagen: »Wozu? Alles funktioniert doch prima.« Doch wenn du in die Küche kommst, und alle Lampen sind aus und der Toaster und auch alle anderen Geräte funktionieren nicht, wirst du ganz sicher zum Sicherungskasten gehen und nachschauen.

Die Drei Ständigen Fragen sind also nicht unwichtig. Also noch einmal die erste Frage: Wie, um alles in der Welt, kann es sein, dass 7,3 Milliarden Menschen auf diesem Planeten (du, ich und alle anderen) sagen, dass sie das Gleiche wollen, aber, von einigen wenigen Ausnahmen abgesehen, unfähig sind, es zu erlangen?
Die zweite Frage lautet: »Ist es möglich, dass es in Bezug auf Gott und das Leben etwas gibt, das wir noch nicht völlig verstehen und das, wenn wir es verstehen, alles verändern würde?«
Und die dritte Frage: »Ist es möglich, dass es in Bezug auf uns selbst und unser Sein etwas gibt, das wir noch nicht völlig verstehen und das, wenn wir es verstehen, verändern würde, wie wir uns selbst erfahren und mit dem Leben insgesamt umgehen?«

Dass über sieben Milliarden Menschen das Gleiche wollen – Frieden, Liebe, Entfaltungsmöglichkeiten, Freude, Wohlstand –, aber zu einem großen Teil bisher unfähig waren, es zu erlangen, ist ein schwindelerregender Gedanke. In solcher Klarheit habe ich mir diese Frage vorher nie gestellt.
Was den Zustand unserer Welt angeht, öffnet uns das die Augen für die Wahrheit. Wie kann eine doch wohl als intelligent einzustufende Spezies – eine, die zum Mond fliegen, die Geheimnisse unseres sich ausdehnenden Universums entschlüsseln, den genetischen Code knacken und wunderbare medizinische Therapien entwickeln kann – sich im Hinblick auf die einfachsten Lebensgrundlagen, also Freude, Liebe, Nahrung und Obdach, in eine scheinbar so ausweglose Situation bringen?
Und wir scheinen nicht nur unfähig, diese Dinge in dem Maße zu erleben, wie wir es uns wünschen, sondern es fällt uns sogar schwer, sie überhaupt zu erleben.
Ein Augenöffner sind diesbezüglich auch die Statistiken in deinem Buch Gottes Botschaft an die Welt. *Ich zitiere: Stündlich verhungern 650 Kinder. Fast 21 Millionen Frauen und Kinder werden jährlich als kommerzielle Sexsklaven verkauft. 2,6 Milliarden Menschen haben keinen Zugang zu grundlegenden sanitären Einrichtungen, und 1,6 Milliarden müs-*

sen ohne Elektrizität leben. Und diese Liste geht noch weiter. Es besteht also für die gesamte Menschheit reichlich Anlass, individuell und kollektiv das eigene Weltbild und die herrschenden Zustände zu hinterfragen.

Und 1,5 Milliarden haben keinen Zugang zu sauberem Trinkwasser. Stell dir das einmal vor!

Es ist unglaublich. Und, Neale, ich frage dich: Warum ist das so? Wie kann es sein, dass solche Zustände in unserer Welt »akzeptiert« werden, fast ohne nachzudenken. Sind denn die Leute nicht schockiert, dass so etwas möglich ist?

Die Menschen leben in einer Art Blase. Und zwar vermutlich vor allem jene, die in Wohlstand leben – was auf etwa 5 bis 8 Prozent der Weltbevölkerung zutrifft.

Sie schließen von sich auf andere und glauben, weil es ihnen gut geht, ginge es auch allen anderen gut. Oder jedenfalls so gut, wie es unter den jeweils vor Ort herrschenden politischen Verhältnissen möglich ist. Viele von uns kommen gar nicht auf die Idee – es ist nicht Teil unseres Denkens –, dass Milliarden Menschen noch nicht einmal Zugang zu sauberem Trinkwasser haben. Oder dass Milliarden Menschen ihre Notdurft im Freien verrichten müssen. Es erscheint uns undenkbar, weil es nicht Bestandteil unserer eigenen Alltagserfahrung ist. Von einem gelegentlichen Foto im *National Geographic Magazin* abgesehen, werden wir nie damit konfrontiert.

In den 1970er-Jahren verbrachte ich einige Zeit in Westafrika und in Südamerika, und auch an anderen Orten auf dem Planeten, wo die Dinge so sind – oder zumindest 1976 so waren – wie wir er es hier beschreiben. Ich besuchte Familien in Ouagadougou und anderen afrikanischen Orten, wo solche Lebensbedingungen üblich waren.

Was war es für ein Gefühl, diese Zustände zu sehen?

Es veränderte meine gesamte Weltsicht.
Ich habe mich seitdem nie wieder aufgeregt, wenn nicht innerhalb von sieben Sekunden ein Ferngespräch nach Los Angeles oder New York zustande kam. Früher wurde ich immer extrem ungeduldig, wenn die modernen Annehmlichkeiten des Lebens mal nicht so funktionierten, wie ich es erwartete. Du weißt schon ... Ich war jemand, der ständig nach dem Zimmerservice oder der Geschäftsleitung verlangte, wenn mir etwas nicht passte. Nachdem ich zweieinhalb Monate in Westafrika verbracht hatte, änderte sich meine Einstellung.
Ich erinnere mich, dass ich in Obervolta (dem heutigen Burkina Faso) in einem sogenannten Hotel wohnte, das aus Lehmziegeln gebaut war und keine Fensterscheiben hatte. Stattdessen gab es nur in den Lehm gehauene Löcher. Wer, wie ich, kein Moskitonetz hatte, wurde nachts von den Insekten attackiert und wachte am nächsten Morgen mit geschwollenem Gesicht auf. Ich musste deswegen in der US-Botschaft ärztlich behandelt werden und bekam etliche Spritzen, um die Folgen von 50 bis 60 Moskitostichen zu lindern.
Und wir sprechen hier über Moskitos von der Größe eines VW Käfers! Riesige Insekten!
Einmal wollte ich von Obervolta aus in die USA telefonieren. Ich ging in die Hotellobby und fragte, ob man von dort einen Anruf in die Staaten tätigen könne. (Zimmertelefone gab es nicht.) Sie sagten: »Ja, Sir, aber Sie müssen ein Ferngespräch bestellen – und es gibt eine Warteliste, Sie müssen sich also ein bisschen gedulden.«
Es dauerte dreieinhalb Stunden, bis ich an der Reihe war, und dann durfte ich maximal 15 Minuten sprechen! Man saß also herum, wartete, bis endlich jemand rief: »Mister Walsch, Sie können jetzt telefonieren!« Dann stand man an einem öffentlichen Telefon in der Lobby, nicht sehr privat, aber besser als nichts.
Als ich danach in die USA zurückkehrte, fiel mir auf, wie ungeduldig ich früher gewesen war. Ich hatte mit den Fingern auf

dem Telefon herumgetrommelt (damals gab es noch keine Handys in Spielkartengröße) und mit lauter Stimme »Vermittlung! Vermittlung!« gerufen, wenn mir nicht in Sekundenschnelle ein nationales Ferngespräch freigeschaltet wurde.
Nach meiner Rückkehr aus Westafrika war mir sehr deutlich bewusst, was ich bisher alles für selbstverständlich gehalten hatte - nicht nur schnelles Telefonieren. Es war eine Menge.
Ich erinnere mich, dass ich eine Familie besuchte, die am Rand von Ouagadougou wohnte und mich zu sich nach Hause eingeladen hatte. Ich fuhr in einem alten, verbeulten Taxi dorthin. Ihr Haus galt als wirklich modern, denn sie hatten einen Stromanschluss. Im Hauptzimmer des Hauses hing ein Kabel von der Decke. Abends war dort eine Glühbirne angeschlossen.
Tagsüber nahmen sie die Glühbirne heraus, um zum Beispiel ein Bügeleisen oder ein anderes Haushaltsgerät anzuschließen. Und abends spendete eben die Glühbirne elektrisches Licht, dann konnte nichts anderes mit Strom betrieben werden. Diese Familie wohnte in einem kleinen Haus aus Lehmziegeln. Das Haus hatte vier Zimmer, und darin lebten 12 oder 13 Menschen. Ich habe 26 Länder auf der ganzen Welt besucht, und ich kann dir sagen, dass erstaunlich viele Menschen ohne das auskommen müssen, was du und ich als normalen Standard betrachten. Doch was wir als normal ansehen, ist für jemanden in Ouagadougou ein ausgesprochener Luxus.
Ich denke, dass die meisten Menschen, wenn sie das sähen, anfangen würden, ihr eigenes Leben zu hinterfragen - und auch das Leben insgesamt.
Was passiert eigentlich auf der Welt? Warum sind die Dinge so, wie sie sind? Warum gibt es solche Ungerechtigkeiten?
Warum sind sieben Milliarden Angehörige einer sich entwickelnden Spezies nicht in der Lage, die Resultate hervorzubringen, von denen wir sagen, dass wir sie uns wünschen - warum lebt nur ein sehr kleiner Teil der Menschheit in diesen als wünschenswert betrachteten Lebensverhältnissen?

Welche Informationen fehlen uns?
Was haben wir noch nicht verstanden?
Und das verhalf mir zu Klarheit bezüglich der Vier Fundamentalen Lebensfragen.

Noch mehr schockiert mich, dass selbst jene 5 Prozent der Menschheit, die über 95 Prozent des weltweiten Reichtums verfügen, in hohem Maß unzufrieden sind. Selbst jene, denen es »gut« geht, haben keine Garantie, glücklich zu sein, so wie man es doch eigentlich erwarten würde.
Ich erinnere mich, dass du in deinem Buch Gottes Botschaft an die Welt *schreibst, es sei ein deutliches Anzeichen dafür, dass etwas grundlegend schiefläuft, wenn sogar die Mitglieder einer Spezies unglücklich sind, denen es scheinbar besonders gut geht. Eindeutig fehlen uns wichtige Informationen für ein glückliches Leben. Wir sind uns nicht im Klaren, warum wir hier sind, was wir eigentlich vom Leben erwarten und welche Ziele wir anstreben wollen – individuell und kollektiv. So werden Freude und Glück, die doch eigentlich das Geburtsrecht eines jeden Menschen sein sollten, zu etwas, das unbegreiflich und unerreichbar scheint.*
Überdies habe ich bei meiner Arbeit als Ärztin bemerkt, dass in den letzten Jahren die Zahl mentaler Gesundheitskrisen enorm zunimmt, ein Phänomen, das sich nicht allein biologisch und medizinisch erklären lässt. Das bestärkt mich in meiner Vermutung, dass es in Bezug auf Gott und das Leben etwas geben muss, das wir noch nicht völlig verstehen und das, wenn wir es verstehen, alles verändern würde.

Da hast du recht – wenn selbst die, denen es auf der Welt am besten geht, unglücklich sind und keine Erfüllung finden, ist das ein klares Zeichen, dass etwas Wesentliches fehlt.

Unbedingt!
Und der »Luxus«, den wir für selbstverständlich halten, wird in der modernen Welt auch noch als »lästig« betrachtet! Es ist lästig, ein Ferngespräch führen zu müssen. Es ist lästig, das eigene Auto durch den Verkehr zu steuern, einzukaufen und sich selbst Essen zu kochen, während viele

andere Menschen schon unbeschreiblich dankbar wären, wenn sie nur die Essensreste bekommen könnten, die wir wegwerfen.
An dieser Situation stimmt ganz eindeutig etwas nicht. Die Zustände in unserer Welt erfordern es ganz klar, dass wir uns intensiver mit ihnen auseinandersetzen.

Und diese äußeren Zustände haben nichts damit zu tun, ob wir glücklich oder unglücklich sind. Das glauben wir nur. Aber es stellt sich heraus, dass es nicht um das tolle Auto geht, das tolle Haus oder den Traumpartner - oder den diesbezüglichen Mangel. Weißt du, ich zucke manchmal innerlich zusammen, wenn ich mir selbst und meinen Zeitgenossen dabei zuhöre, wie wir uns darüber auslassen, was wir unerträglich finden, zum Beispiel den Berufsverkehr auf unseren Straßen. Manche Leute finden es unerträglich, dass sie den Staubsauger vom ersten in den zweiten Stock tragen müssen, um einmal wöchentlich die Teppiche zu saugen - kannst du dir das vorstellen?
Also kaufen sie sich einen zweiten - für jede Etage einen Staubsauger. Und wenn sie drei Stockwerke haben, auch noch einen dritten. Um ihn nicht die Treppe hinauftragen zu müssen. Es gibt also in Nordamerika und Europa Haushalte mit mehr als einem Staubsauger. Ich nenne es das Staubsauger-Syndrom.

Eine gute Diagnose.
Und ja, ich stimme dir zu. Unser Glücklichsein hängt nicht von äußeren Umständen ab. Aber ich glaube, es liegt an unserer irregeleiteten Annahme, diese äußeren Umstände würden definieren, Wer Wir Sind. In dieser Hinsicht haben wir vergessen, Wer Wir Wirklich Sind.
Das bringt uns zu der Ersten Fundamentalen Lebensfrage: Wer bin ich?
Ich denke, die überwiegende Mehrheit der Menschen, und das traf, bevor ich dich kennenlernte, auch auf mich zu, würde hier bestimmte Dinge auflisten: ihre Ausbildung, ihre berufliche Laufbahn, Familienverhältnisse, Freunde, Hobbys, Besitz und Erfolge. Wir verwechseln also »wer wir sind« mit unserer »Lebensgeschichte« - aber das ist keineswegs das Gleiche.

Unsere »Lebensgeschichte« handelt davon, was wir getan und welche Wege wir eingeschlagen haben, aber sie sagt nichts über die grundlegende Essenz unseres Seins aus. Ihr fehlt die spirituelle Komponente, *die aber, wie ich inzwischen gelernt habe, der wichtigste Aspekt von allen ist. Nach meiner Beobachtung übertreffen die Glücksgefühle, die wir erleben, wenn wir mit unserer spirituellen Natur Verbindung aufnehmen, alles, was wir allein in der physischen Welt, ohne die spirituelle Dimension, erreichen oder erlangen können. Mit anderen Worten, unsere »Lebensgeschichte«, mag sie auch noch so »großartig« sein – selbst wenn wir zu den 5 Prozent der reichsten Menschen gehören –, kann niemals die Weisheit unseres spirituellen Seins ersetzen oder aufwiegen.*
Ich wage also die Behauptung, dass eine echte Bereitschaft, diese Frage – Wer bin ich? – *zu beantworten, ohne dabei auf die Lebensgeschichte zurückzugreifen, der erste Schritt zu wahrer Erfüllung ist, ganz gleich wie die äußeren Lebensumstände aussehen mögen.*

Es geht nicht nur darum, diese Frage zu beantworten, sondern dieses *Ich Bin* zu erschaffen!
Ich möchte, um zu verdeutlichen, wie man auch ohne den Besitz von drei Staubsaugern glücklich sein kann, noch einmal auf die Menschen von Ouagadougou zurückkommen. Sie waren nämlich die glücklichsten Leute, die mit je begegnet sind.
Der Abend, den ich bei der Familie dort verbrachte – in diesem Lehmziegelhaus ohne richtige Fenster, mit einem einzigen Kabel als Stromquelle, diesem Haus aus getrocknetem Lehm, in dem zwölf Menschen wohnten –, war für mich eine Offenbarung. Nie hatte ich glücklichere Leute gesehen!
Sie sangen und sie tanzten, sie umarmten und küssten einander, sie erfreuten sich an den gemeinsamen Mahlzeiten, und das fröhliche Gelächter, das dieses Zuhause erfüllte, war weithin zu hören. Ich dachte: »Oh, du meine Güte, was wissen diese Menschen, das ich mit meinen zwei Staubsaugern noch kaum begreifen kann? Was verstehe ich nicht, das sie so offensichtlich verstehen?«

Und natürlich hatten sie klar verstanden, dass ihr persönliches Glück nichts mit ihrem Besitz zu tun hat oder überhaupt mit irgendetwas Materiellem. Es hat mit immateriellen Dingen zu tun. Mit den nicht-physischen Aspekten des Lebens. Vor allem mit Liebe. Sie liebten einander in wunderbarer Weise, und ihnen war klar, dass sie alle Teil der gleichen Gemeinschaft waren, des gleichen Stammes, und dass sie die gleichen Erfahrungen teilten. Und diese Gemeinschaft, das Fehlen von Einsamkeit, brachte ihnen Stabilität, tiefen Frieden und beständiges Glück.

Wenn wir also bereit sind, die erste Frage zu stellen - *Wer bin ich?* - und dann die Antwort erschaffen, stärkt es uns enorm, wenn wir nicht nur intellektuell antworten, in Form eines geistigen Diskurses, sondern wenn wir eine Antwort erschaffen, die für unsere Seele einen Sinn ergibt. Eine Antwort, mit der wir verkünden, welches Sein wir für uns wählen, statt uns nur intellektuell vorzustellen, wer wir sein wollen.

Ich wähle es für mich, eine individuelle Ausdrucksform des Göttlichen zu sein, eine Welle auf dem Ozean Gottes. Ich wähle es für mich, Eins mit Allem zu sein, mich persönlich mit allen Menschen in meinem Leben zu identifizieren und wirklich vereint mit Gott zu sein. Ich wähle es für mich, in keiner Weise allein zu sein.

Ich habe eine Frage an dich. Warum, glaubst du, haben so viele Menschen in unserer westlichen Kultur damit solche Probleme? Damit, auf die Frage - Wer bin ich? - *eine spirituelle Antwort zu geben?*

Beim Besuch deiner Retreats ist mir aufgefallen, dass viele Leute sehr positiv auf deine Botschaften reagieren. Sie nehmen ein »Seminar-Hochgefühl« mit nach Hause und haben das Gefühl, endlich das Leben zu verstehen und zu wissen, wer sie sind und warum sie hier sind.

Doch nach ein paar Tagen oder, wenn sie Glück haben, auch erst nach ein paar Wochen oder Monaten fallen viele, wenn nicht die meisten wieder in das in unserer Kultur vorherrschende Denken zurück, das sagt:

»Ich bin, was ich habe.« Ich sage das, weil ich mit diesen Menschen arbeite. Sie schreiben mir E-Mails, in denen sie mich fragen, warum es so schwer ist, diese spirituellen Konzepte dauerhaft im Alltag zu leben ... Und das möchte ich dich fragen: Warum ist es so schwierig?

Weil die Leute sich dagegen sträuben, das, was sie haben, zugunsten dessen aufzugeben, was sie wirklich *sind.* Sie glauben, ihr *Besitz* hindere sie daran, das zu erleben, Was Sie Wirklich Sind, und sie müssten ihn deshalb aufgeben.

Menschen, die erkennen, dass sie durchaus ihr Wahres Sein leben und zugleich der reichste Mensch auf Erden sein und drei Staubsauger besitzen können und das zu sein, Wer Man Wirklich Ist, nicht bedeutet, das, was man besitzt, aufgeben zu müssen, erhalten ihre spirituelle Bewusstheit auch lange nach einem Retreat aufrecht.

Aber der Grund dafür, dass es so vielen Leuten schwerfällt, im Alltag dieses Bewusstsein beizubehalten, besteht darin, dass sie denken: »Oh, was Neale erzählt, ist ja gut und schön, aber ich bin noch nicht wirklich bereit dafür und weiß eigentlich gar nicht, ob ich überhaupt dazu in der Lage bin. Ich weiß nicht, ob ich ohne meinen materiellen Besitz leben könnte. Wie sollte ich denn zum Beispiel ohne mein iPhone auskommen, von meinem Laptop ganz zu schweigen? Das ginge gar nicht!« Und in vielen Fällen würden sie noch hinzufügen: »Und das gilt auch für meinen sonstigen materiellen Besitz.«

Und es ist verständlich, dass wir uns dagegen sträuben oder sogar Angst davor haben, weil wir es nie gelernt haben. Wir wissen gar nicht, wie man ohne diese Dinge leben kann! Unsere Kultur hat uns zu dem Glauben erzogen, wir wären von diesen Dingen abhängig und könnten ohne sie unser Selbst nicht erfahren und entfalten. Dabei ist uns gar nicht bewusst, dass wir dadurch in Wahrheit unsere Selbsterfahrung auf ein Minimum beschränken!

Als Jugendlicher konnte ich die Telefonnummern aller Menschen, die mir wichtig waren, auswendig herunterrattern. Meine

Oma, meine Tante Irene, meine Freunde – ich wusste sogar die Telefonnummer meiner Schule. Wenn man heute jemanden fragt, welche Telefonnummer seine Cousine Jean hat, muss er in seinem Handy nachschauen, denn die Leute haben verlernt, sich Dinge zu merken.

Schau dir die jungen Kassiererinnen im Supermarkt an: Wenn die elektronische Kasse ihnen nicht automatisch das Wechselgeld anzeigt, sind sie unfähig, es im Kopf auszurechnen. In meiner Kindheit gab es keine Kassen, die dir anzeigten, dass ein Kunde, der für 5,37 Dollar einkauft und mit einer 20-Dollar-Note bezahlt, 14,63 Dollar Wechselgeld zurückerhält. Man lernte Kopfrechnen, und zwar *schnelles* Kopfrechnen. Heute wäre manche 19-jährige Kassiererin nicht in der Lage, korrekt das Wechselgeld herauszugeben, wenn die Kasse ihr den Betrag nicht anzeigen würde.

Wir erleben in unserer Zivilisation, dass die Menschen regelrecht verblöden und wichtige Fähigkeiten verlieren oder gar nicht mehr erlernen. Wir werden immer abhängiger von der Technik, immer lebensuntüchtiger.

Wenn du also voller Hochgefühle von einem Seminar nach Hause kommst, fällst du wieder in deinen Alltagsmodus zurück, und wir wissen gar nicht mehr, wie man ohne Smartphones oder Fernseher in jedem Zimmer überlebt.

In meiner Kindheit war es ein enormer Luxus, wenn jemand überhaupt einen Fernsehapparat besaß. 1953 besaßen wir einen kleinen Schwarz-Weiß-Fernseher mit einem Bildschirm von der Größe eines Handtuchs. Heute besitzen wir Fernseher, deren Bildschirme so groß sind wie der Bundesstaat Montana! Und es steht in jedem Zimmer ein Fernseher – oder wenigstens auf jeder Etage.

Und wenn die Kabelübertragung ausfällt und der Bildschirm schwarz bleibt, fühlen wir uns, als müssten wir sterben! Wir wissen gar nicht mehr, wie man miteinander redet, statt fernzusehen. Wie macht man denn das: sich mit Käse und Crackern,

Apfelsaft oder Wein ins Wohnzimmer setzen und miteinander sprechen? Das kennen wir gar nicht mehr. »Von sieben bis zehn Uhr abends einfach nur dasitzen und *reden*, soll das ein Witz sein?«, fragen sicher manche.

Oder, Gott behüte, gar ein gutes Buch lesen?

Die Antwort auf deine Frage, warum die Menschen in ihre gewohnte Lebensweise zurückfallen, lautet also: weil sie gar nicht wissen, wie man anders überhaupt existieren kann. Man hat ihnen eine andere Lebensweise nie gezeigt oder beigebracht.

Aber wir müssen gar nicht unseren Besitz aufgeben, um unsere Identität zurückzugewinnen. Es ist völlig okay, in jedem Zimmer einen Fernseher stehen zu haben und drei Autos vor dem Haus und was uns sonst an materieller Ausstaffierung Freude macht. Das ist vollkommen in Ordnung. Daran ist nichts inhärent Falsches, solange es nicht unsere Fähigkeit blockiert, uns mit unserem Wahren Sein zu identifizieren und es in unserem Leben zum Ausdruck zu bringen.

Nur in dem Maße, in dem deine persönlichen Besitztümer dich davon abhalten, dein Wahres Sein zu leben und zu erfahren, haben sie von dir Besitz ergriffen. Wenn du sie aber nutzt, um dein Wahres Sein zu demonstrieren und zu erleben, sind sie nützliche Hilfsmittel, die du einsetzen kannst, um auf positive Weise immer mehr von deiner wahren Identität zum Ausdruck zu bringen.

Der materielle Besitz an sich ist also nicht das Problem.

Du meinst also, dass unser Besitz okay ist, wenn er einem spirituellen Zweck dient, dass er uns aber nicht dienlich ist, wenn wir zulassen, dass er uns an unsere »Geschichte« bindet (oder an das, was wir »haben«)? Ich bin nicht sicher, ob ich dir hier ganz folgen kann.

Ich verstehe, dass unser Besitz nicht das ist, Was Wir Sind, aber mir wurde auch beigebracht – und das war die kulturelle Botschaft, solange die meisten von uns sich zurückerinnern können –, dass der Schlüssel zu einem erfolgreichen und gut gelebten Leben darin besteht, »sich zu etablie-

ren« und »diszipliniert zu sein« (im Hinblick darauf, Besitz und Diplome zu erwerben).
Wie hängt das, was du sagst, damit zusammen, was uns in unserer Kultur zum Thema Besitz vermittelt wird?

Ich widerspreche dir nicht, dass das die Botschaft unserer Kultur ist. Und übrigens hat manches von dem, was ich in meinem Leben schon besessen habe, keinen offensichtlichen spirituellen Wert oder Nutzen – trug also nicht dazu bei, mein wahres Selbst zum Ausdruck zu bringen ... es sei denn, ich betrachte es als Teil meiner Identität, dass ich ein kosmisches Wesen bin, dem es Freude macht, sich »am eigenen Selbst zu erfreuen«. *Es* sollte in unserem Leben Raum dafür geben, uns an uns selbst zu erfreuen.
Ich entschuldige mich also nicht dafür, dass ein Fernseher in meinem Wohnzimmer steht, dessen Bildschirm so groß wie Montana ist, weil es mir Freude macht, mir gute Kinofilme oder Sportsendungen anzuschauen. Ich finde das völlig okay, aber es fiel mir anfangs wirklich schwer, mir zuzugestehen, dass mir das Vergnügen macht und angenehm entspannend für mich ist.
In dem Maße, in dem ich mir selbst zugestehe, Freude zu erleben und es mir gut gehen zu lassen – mich also auf wunderbare Weise zu entspannen und zu erholen –, kann ich immer großartigere Versionen meines Wahren Selbst erschaffen, einfach weil ich glücklich bin.
Es ist offensichtlich für mich, dass ich die Menschen in meiner Umgebung umso glücklicher machen kann, je glücklicher ich selbst bin. Ich stehe also materiellen Besitztümern, die mich glücklicher machen, sehr positiv gegenüber. Und ich bin sehr dankbar dafür, dass das Leben mich mit dem nötigen Kleingeld versorgt, um mir diese Art von materiellen Gütern leisten zu können.
Also mag es zwar für manche Leute so aussehen, als würden diese Dinge keinen »spirituellen Zweck« erfüllen. Aber Glück-

lichsein *ist* ein spiritueller Zweck. Würde ich jedoch meinen materiellen Besitz auf eine Weise einsetzen, die mich daran hindert, mein Glück mit anderen zu teilen, dann könnte man sagen, dass mein Besitz von mir Besitz ergriffen hat. Also stelle ich sicher, dass ich mein Glück reichlich mit allen teile, deren Leben ich berühre, finanziell und in anderer Hinsicht. Das ermöglicht es mir, mich auch dann sehr gut zu fühlen, wenn ich mir selbst etwas Gutes gönne.

Ich setze mich selbst auf die Liste der Menschen, die ich liebe. Das bewirkt, dass ich mir schöne Dinge kaufe, die mich glücklich machen und dazu beitragen, dass ich mich friedlich meines Lebens freue. Ich würde niemals behaupten, dass mein materieller Besitz die Quelle meiner Glücksgefühle oder meines inneren Friedens ist, aber er hilft mir dabei, mich meines Lebens zu freuen und mich als Mensch zu erfahren, der glücklich ist, andere an seinem Glück teilhaben lässt und sogar aktiv zu deren Glück beitragen kann.

Absolut! Ich mag sehr, was du bei deinen Retreats oft sagst: »Setze dich selbst auf die Liste der Menschen, die du liebst.«

Wenden wir uns jetzt den nächsten Fragen zu: Wo bin ich? *und* Warum bin ich, wo ich bin?

Bei deinen Seminaren und Vorträgen lädst du die Teilnehmer häufig dazu ein, eine wichtige Entscheidung zu treffen. Du bittest sie, sich darüber klar zu werden, ob sie sich als chemische Wesen betrachten wollen – also nichts weiter als von leiblichen Eltern gezeugte »biologische Zufälle« – oder ob sie sich als »spirituelle Wesen« betrachten wollen.

Menschen, die in deine Veranstaltungen kommen und Gespräche mit Gott *gelesen haben, haben sich wahrscheinlich bereits für Letzteres entschieden – dass wir spirituelle Wesen sind, die es für sich gewählt haben, das Menschsein zu erfahren. Und diese »Erinnerung« ist alles andere als unbedeutend. Sie ändert alles!*

Wenn wir tatsächlich spirituelle Wesen sind, die die Erfahrung des Menschseins machen, können wir davon ausgehen, dass wir uns aus ei-

nem ganz bestimmten Grund dafür entschieden haben, auf die Erde zu kommen - einem Grund, der in schöner, wunderbarer Weise der Agenda unserer Seele dient. Mag uns das physische Dasein auch manchmal vorkommen wie ein Kampf, ist es doch eigentlich ein Geschenk, wenn wir uns an unsere wahre Identität erinnern und sie nutzen, um auf ganz andere Art durch unseren Alltag zu navigieren.
Wie für die Menschen in Ouagadougou, die selbst unter schwierigsten Umständen glücklich waren, öffnet sich auch für uns, ungeachtet der äußeren Umstände, das Tor zum Glück, wenn wir bereit sind, uns darüber klar zu werden, wo wir sind *und* warum wir sind, wo wir sind.
Wir erkennen dann, dass wir uns aus einem guten Grund dafür entschieden haben hierherzukommen, einem Grund, der uns dienlich ist (weil er der Agenda unserer Seele entspricht). Dann können wir durch unsere Mühen und Schwierigkeiten hindurch »das Geschenk erkennen«, da wir uns bewusst werden, worum es an jedem Tag und in jedem Augenblick wirklich geht.

Der Kampf endet, wenn wir uns diese Fragen beantworten - *Wo bin ich* und *Warum bin ich, wo ich bin?* -, und zwar mit Klarheit und mit der Weisheit der Seele.
Wenn wir als gefühlsbegabte Wesen die Fragen beantwortet haben, wo wir sind und warum wir sind, wo wir sind, endet unser innerer Kampf und verschwindet aus unserem Leben. Wir erkennen, dass es sich bei diesem Kampf nur um eine Illusion gehandelt hat.
Das Leben ist dann keine Mühe mehr, sondern ein Fest.
Für den Meister ist alles ein Fest, denn die Meister haben verstanden, dass alle äußeren Situationen und Umstände von den beteiligten Seelen gemeinsam erschaffen werden, um für jede Seele ein perfektes Kontextfeld zu erzeugen, in dem sie ihr Wahres Sein zum Ausdruck bringen und entfalten kann.
Hier geht es um spirituelles Wachstum. Es geht um spirituelle Expansion. Es geht um die Evolution der Seele.

Und so feiern spirituelle Meister *jede* Situation, *jeden* Zustand, auch wenn das für durch unsere Kultur konditionierte Menschen schwer zu begreifen ist.
Und indem sie auch jene Zustände feiern und begrüßen, die von vielen als »negativ« bezeichnet werden, werden diese Zustände *transformiert*. Die Transformation ereignet sich, weil die Schwingungsfrequenz der feiernden, bejahenden Energie, die enorm stark und positiv ist, eine positive Wirkung auf die äußeren physischen Lebensumstände ausübt.
Und übrigens ist Dankbarkeit die Energie, die dem Feiern zugrunde liegt. Wenn wir dankbar für eine Situation sind, die wir zuvor als belastend empfanden, verwandelt diese Dankbarkeit den Stress in Lebensfreude, was zu bemerkenswert anderen Resultaten führt, sowohl innerlich, weil wir das Leben anders erfahren, wie auch äußerlich, indem sich unser Leben anders ausdrückt und entfaltet.
Wenn wir die Erfahrung, die wir durchleben, innerlich anders bewerten (nämlich als Gelegenheit, unsere Wahre Identität zu demonstrieren, statt als Hindernis, das dieser Verwirklichung im Weg steht), verändert sich die Energie, die wir fühlen und nach außen projizieren. Dadurch können sich unsere physikalischen Lebensumstände auf mitunter bemerkenswerte Weise verändern.
Die alten Alchemisten nannten diese physikalischen Veränderungen Wunder. Es ist die Alchemie des Universums, mit der sich solche Wunder hervorbringen lassen.
Wenn wir verstehen, dass wir reine Energie sind, die Essenzielle Essenz des Lebens, und dass diese Energie uns nicht nur hervorbringt und ausmacht, sondern durch uns hinaus in die Welt projiziert wird ... und wenn wir darüber hinaus verstehen, dass alle Energie sich gegenseitig beeinflusst ... dann beginnen wir zu verstehen, dass die Art und Weise, wie wir über etwas denken, einen Einfluss darauf hat, wie dieses Etwas ist und sein wird. Oder, wie Physiker es ausdrücken: »Der Beobachter be-

einflusst das, was er beobachtet.« Das ist reine Physik. Es ist Naturwissenschaft.

Wenn wir das verstehen, können wir Stresssituationen auf bemerkenswerte Weise verändern, weil wir sie nicht mehr als stressig wahrnehmen, sondern als Gelegenheiten, um das Wunder unseres Wahren Seins zu genießen und zu feiern.

Was für eine schöne Perspektive! Und der Schlüssel zu diesem Prozess der Dankbarkeit und des Feierns scheint mir die Bereitschaft zu sein, uns innerlich dafür zu öffnen.

Als Ärztin beobachte ich immer wieder, dass ein Patient mit einer Krankheit zu mir kommt, bei der ein bestimmter Verlauf erwartet wird, den man dann als negativ betrachtet. Vielleicht wird diesen Patienten gesagt, dass sie nur noch wenige Jahre oder sogar nur Monate zu leben haben. Wenn ein Arzt einem Patienten eine solche Prognose mitteilt und der Patient sie resignierend als richtig akzeptiert, dann wird es sehr wahrscheinlich auch so kommen.

Dennoch gibt es zahlreiche Berichte über »medizinische Wunder« – die für die moderne Medizin unerklärlich sind. Diese Wunder ereignen sich sehr oft bei Menschen, die bereit sind, ihre Situation zu akzeptieren, dankbar zu sein, ja sogar das Leben zu feiern, trotz der scheinbar tragischen Natur ihrer momentanen Lebensumstände.

Die mutige junge Amy Purdy ist ein beeindruckendes Beispiel dafür.[1] *Kürzlich wurde bei* Oprah's Super Soul Sunday *über sie berichtet. Und sie hat das Buch* On My Own Two Feet *veröffentlicht. Sie war professionelle Snowboarderin mit guten Aussichten auf eine Olympiateilnahme, als sie mit 19 Jahren an einer bakteriellen Hirnhautentzündung erkrankte. Als sie ins Krankenhaus eingeliefert wurde, gaben ihr die Ärzte eine Überlebenschance von weniger als 2 Prozent.*

In einer Notoperation mussten ihr die Milz und die Nieren entfernt und beide Beine amputiert werden. Sie überlebte die Operation, aber anschließend war natürlich ihre Lebensqualität stark beeinträchtigt. Dennoch lernte Amy Purdy, mit ihrer Behinderung zu leben. Sie stellte sich folgende Frage, die ihr Leben veränderte: »Wäre mein Leben ein Buch und ich die Autorin, welchen Schluss würde ich mir dann für dieses Buch wünschen?«

Von diesem Augenblick an visualisierte Amy ein neues Leben.

Zwar konnte sie nicht mehr snowboarden wie früher, doch sie stellte sich jeden Tag lebhaft vor, wieder die Hänge hinunterzufahren und was für ein Gefühl das sein würde. Sie gab niemals ihre Vision auf, die sie sich erträumte, welchen Schwierigkeiten sie sich auch immer gegenübersah.

Die einfache, doch zugleich tiefsinnige Frage »Wäre mein Leben ein Buch und ich die Autorin, welchen Schluss würde ich mir dann für dieses Buch wünschen?« weckte in Amy die Leidenschaft, das Beste aus ihrem Leben zu machen. Ihr Weg war alles andere als einfach, aber sie kehrte tatsächlich in die Snowboard-Arena zurück und gewann bei den Paralympics eine Bronzemedaille.

Doch noch inspirierender war die innere Transformation, die Amy durchlebte. Sie erkannte, dass unser Sein sich dadurch definiert, wie wir unser Selbst angesichts von Schwierigkeiten und Herausforderungen zum Ausdruck bringen und entfalten. Es geht also wieder um die Bereitschaft, unsere eigene Antwort auf die Frage zu finden, warum wir hier auf diesem Planeten sind.

Amy Purdy hält heute auf der ganzen Welt Vorträge und ist zu einer Mentorin geworden, die anderen Menschen mit Behinderung hilft, indem sie vermittelt, was es bedeutet, niemals eine Lebensweise aufzugeben, die sie als inspiriertes Leben *bezeichnet. Und Amy ist dafür nur ein Beispiel.*

Ich kann dir gar nicht sagen, wie viele meiner Patienten »schreckliche Diagnosen« in Chancen für spirituelle Erleuchtung verwandelten! Es gelang ihnen, selbst in ihren schwersten Stunden noch »das darin verborgene Geschenk« zu sehen.

Und jedes Mal wenn ich eine solche Geschichte höre oder miterlebe, bekomme ich eine Gänsehaut – denn es ist genau das, worüber wir gesprochen haben und was im Leben dieser Menschen in aller Deutlichkeit bewiesen wird.

Es ist tatsächlich so, dass sich dadurch ihre physische Situation oft erstaunlich verändert.

Das steht für mich außer Zweifel.

Wenn sich ein »medizinisches Wunder« ereignet, wie es bei Amy der Fall war, und ein Mensch eine schwere Krankheit zum Anlass nimmt, seinem Leben eine neue, zutiefst sinnerfüllte Richtung zu geben – geschieht das, nach meiner Beobachtung, im Rahmen dieser von dir beschriebenen energetischen Zusammenhänge.

Du hast recht, das ist auch meine Erfahrung: Zu akzeptieren, »was ist«, und es als Geschenk zu betrachten, ermöglicht es uns, zu erfahren und zum Ausdruck zu bringen, wer wir sind. Das ist die machtvollste Reaktion auf jede Art von Ereignissen oder Situationen, die ein spirituell unbewusster Mensch als belastend oder gar niederschmetternd einstufen würde. Und so verwandelt sich Stress in ein Fest, ein freudiges Annehmen des eigenen Lebens, wenn wir den ersten jener drei Schritte tun, die du eben genannt hast: die Dinge genau so akzeptieren, wie sie sind.
Es ist, was es ist – wir erkennen die Wahrheit an.
In *Gespräche mit Gott* heißt es dazu: »Das, wogegen du dich sträubst, bleibt bestehen, und das, was du anschaust, verschwindet. Das heißt, es verliert seine illusorische Form.«
Der spirituelle Lehrer Adi Da drückt das sehr schön in seinem Rezept dafür aus, wie wir Stress in Freude umwandeln können: »Sei nicht dagegen.«

Ja, das gefällt mir.

Als ich es zum ersten Mal hörte, dachte ich: »Eine tolle Formel, in nur drei Worten.«
Sei nicht dagegen.
Darin liegt das Wunder und die Schönheit unseres Wahren Seins. Wenn wir nicht länger gegen das sind, was geschieht, akzeptieren wir es und öffnen uns dafür. Und wir transformieren es, wie es auch ausgehen mag – ob wir nun beispielsweise unseren physischen Körper in drei oder vier Monaten verlassen oder noch fünf oder zehn Jahre in ihm weiterleben. Beides ist vollkommen okay, weil du nicht gegen das bist, was geschieht.

Meine Freundin Byron Katie drückt es so aus: »Höre damit auf, dich mit dem Leben zu streiten.«

Ja, klasse! Wir klammern uns nicht länger an unsere illusionäre Geschichte, die nicht unserem Wahren Sein entspricht. Ich denke, das Festhalten an dieser Geschichte erzeugt den inneren Widerstand. Mit anderen Worten: Wir hegen die Erwartung, dass die Dinge sich in einer bestimmten Weise entwickeln müssen, und wenn sie das nicht tun, lehnen wir sie ab und können sie nicht akzeptieren.
Aber ich denke, dass in dem Moment, wenn wir damit aufhören, an unserer »Geschichte« festzuhalten ...

... unsere inneren Kämpfe und Konflikte verschwinden.

Genau! Bei unserem letzten Retreat hast du etwas sehr Zutreffendes gesagt: »Ground Zero ist der beste Ort.« Denn am Ground Zero beginnt die Schöpfung.
Wir sind eingeladen, unser ganzes Leben in einem neuen Licht zu sehen, außerhalb der Grenzen unserer bisherigen »Geschichte« darüber, wie die Dinge sein sollten. Wir sehen unser Leben nun als leere Leinwand und verfügen über sämtliche Farben, um darauf das Bild zu malen, das wir uns wünschen. Und dieser Wunsch ist es, so auf unsere momentanen Lebensumstände zu antworten, wie es am besten der Agenda unserer Seele dient. Und all das führt uns zur vierten Frage. Wenn ich entschieden habe, wer ich bin, wo ich bin und warum ich hier bin, wie gehe ich damit um?
So kann man jede existierende Situation nehmen und bei null anfangen, mit der eigenen Kreativität als Grundlage. Dann haben wir die Wahl, eine Reaktion zu wählen, die unser Wahres Sein in höchster Form zum Ausdruck bringt.

Ja. Das ist der Moment des Definierens. Ganz so, wie es in *Gespräche mit Gott* heißt: »Jeder Akt ist ein Akt der Selbst-Definition.« Wenn wir die Frage beantworten, wie wir mit einer Situation umgehen wollen, sagen wir damit eigentlich: »Das ist die Art und Weise, wie ich mich momentan selbst definiere. So definiere ich, Wer Ich Wirklich Bin. Und damit definiere ich in Wirklichkeit das Göttliche.«

Eines Tages werde ich ein Buch schreiben mit dem Titel: *Göttlichkeit demonstrieren.* Darin werde ich vorschlagen, dass wir Göttlichkeit definieren, indem wir sagen: »Das ist, was Gott ist.« - und zwar in einer konkreten Situation. Dadurch sagen wir aus dem Herzen heraus zu allen, die Zeugen unseres Handelns sind: »Ich weiß, dass du weißt, was Gott ist und was Göttlichkeit ist, aber ich werde es dir jetzt zeigen ... nur für den Fall, dass du es vergessen hast.«

Genau das haben alle großen Meister getan. Seien es Laotse oder Buddha, Moses oder Jesus, die Mutter Gottes oder Mohammed, Hildegard von Bingen, Beatrijs von Nazareth, Juliana von Norwich, Teresa von Avila und all die anderen großen Meisterinnen und Meister: Sie gingen in einer Weise durchs Leben, in der ihre Verwirklichung der göttlichen Qualitäten, ihre Demonstration der Göttlichkeit, die Göttlichkeit *definierte.* Wir nennen dies heute göttlich, weil sie es uns demonstriert haben.

Wir sind also hier, um das Göttliche zu definieren.
In Gespräche mit Gott *heißt es auch, dass unser gelebtes Leben unsere machtvollste Botschaft an die Welt ist ...*

Und an uns selbst.

Oh, ja!

Wir sind nicht eigentlich hier, um der Welt eine Botschaft zu senden. Das geschieht automatisch.

Wir sind einfach nur hier, um eine Botschaft an uns selbst zu senden - und zwar insofern, um uns selbst daran zu erinnern, Wer Wir Wirklich Sind, um uns an unser Wahres Sein zu erinnern und dies dann zum Ausdruck zu bringen und zu entfalten. So erfüllen wir, von Augenblick zu Augenblick, während aller Augenblicke, Tage und Jahre unseres Lebens die Agenda unserer Seele. Dadurch, dass wir zum Ausdruck bringen und entfal-

ten, Wer Wir Wirklich Sind, erinnern wir uns vollständig daran. Das tun wir nicht, um irgendwie auf die Welt einzuwirken, sondern um auf uns selbst einzuwirken und weil unsere persönliche Agenda uns dazu einlädt.
Doch wenn wir das tun, hat es unvermeidlich auch einen Einfluss auf die Welt, weil eine solche Demonstration sich in bemerkenswerter Weise auf unsere Umwelt auswirkt - aus dem einfachen Grund, dass, wie ich schon oft betont habe, Energie sich auf Energie auswirkt.
Deshalb würden, wie es heißt, zwei einander kampfbereit gegenüberstehende Armeen die Waffen niederlegen, wenn Christus zwischen ihnen über das Schlachtfeld wandelte. Sie würden das einfach wegen seiner Präsenz tun. Das geschieht, wenn das, Was Wir Sind, vollständig durch uns zum Ausdruck gebracht und demonstriert wird, als Teil unseres Evolutionsprozesses - ohne die Absicht, unmittelbar auf die Welt einwirken und sie verändern zu wollen. Die Welt verändert sich dann ganz automatisch, weil Energie immer eine Wirkung auf die Energie selbst ausübt. Schließlich sprechen wir hier davon, dass die Essenzielle Essenz mit der Essenziellen Essenz interagiert.
Übrigens wissen die Ärzte darüber gut Bescheid. Was ich gerade sagte, weiß entweder jeder Mediziner ... oder sollte es unbedingt wissen. Sobald ein Arzt den Raum betritt ... weißt du, wenn eine Ärztin ihren weißen Kittel anzieht, wenn ein Arzt sich das Stethoskop um den Hals hängt, ist das, als würden sie sich einen Button mit der Aufschrift anstecken: »Ich bin ein Heiler. Ich bin Arzt. Und ich mache dich gesund.« Oder ich helfe dir, im Rahmen der physischen Erfahrungen, die du gerade erlebst, dein größtmögliches Wohlbefinden zu erlangen. Und metaphysisch kannst du absolut wohlauf sein.
Die meisten Ärzte erkennen nicht, dass sie auch eine metaphysische Rolle spielen. Sie agieren nicht nur auf der physischen Ebene. Doch nur einer unter hundert Ärzten ist sich dessen bewusst. Über die, die es verstehen, sagt man, sie könnten be-

sonders gut mit Patienten umgehen. Weil sie wissen, wer sie sind, wenn sie ein Krankenzimmer betreten. Sie sind viel mehr als nur Ärzte. So wie auch das Leben nicht einfach nur eine materielle, körperliche Angelegenheit ist. Es ist metaphysisch. Es ist mehr als nur physisch.

Wenn Ärzte das begreifen – wenn sie und andere im Gesundheitswesen Tätige begreifen, dass Energie sich auf Energie auswirkt –, werden sie ganz anders jedes Krankenzimmer betreten. Egal, wie viel sie gerade zu tun haben.

Absolut! Und ich denke oft, dass dies im hektischen Krankenhausalltag gerade die »netten Ärzte« sind, jene, die bereit sind, eine zusätzliche Dosis Mitgefühl und Verständnis zu schenken. Die Leute verstehen manchmal nicht, warum sich manche Ärzte dafür mehr Zeit nehmen. Dadurch, dass ich mich mit deiner Arbeit intensiv beschäftigt habe, ist mir aber klar geworden, dass der Grund für dieses Verhalten nicht nur darin besteht, dem Patienten mehr Mitgefühl und Verständnis zu schenken. Ich glaube, wenn wir bereit sind, in dieser Weise präsent zu sein, tun wir damit uns selbst genauso viel Gutes wie den Patienten.

Dass ich auf diese Weise Krankenzimmer betrat, war für mich der Anfang meines Prozesses, mich daran zu erinnern, Wer Ich Wirklich Bin. Ich erkannte, wie gut es sich anfühlte, so präsent und den Patienten zugewandt zu sein. Es geht also darum, sich wieder mit der eigenen Seele zu vereinen ... mit diesem Teil von uns, den wir in diesem Augenblick ausdrücken und zeigen möchten.

Wie du sagtest: Es geht darum, Göttlichkeit zu zeigen.

Wir sind alle Geistliche, wir sind alle Ärzte, und jeder Mensch auf der Welt ist ein Heiler.

Alles, was wir auf der Welt tun, ist, einander zu helfen.

Alle Berufe – ob Metzger, Bäcker oder Kerzenmacher ... ob Floristin, Tankwart oder Klempnerin, Juristin oder Arzt –, alle diese Menschen helfen anderen Menschen. Wir alle helfen einander. Das ist es, was wir tun.

Liebe Leserin, lieber Leser: Welchem Beruf Sie auch nachgehen, sehen Sie sich als einen Menschen, der anderen hilft? Und wenn Sie sich so sehen und darin einen Weg erkennen, einen Aspekt Ihres Wahren Seins zum Ausdruck zu bringen - eine Demonstration dessen, Was Sie Wirklich Sind -, wird Ihre Einstellung zu Ihrem Beruf sich dramatisch verändern. Und damit wird sich auch verändern, wie die Menschen, denen Sie Ihre Dienste anbieten, diese Dienste annehmen und empfangen.

Ob Sie also Arzt sind, der ein Krankenzimmer betritt, oder Tankwart, der einen Autofahrer bedient, spielt nicht wirklich eine Rolle. Der Vorgang ist der gleiche und die Wirkung ebenso: helfen und heilen.

Elisabeth Kübler-Ross, für die ich einige Zeit mit großer Freude als Assistent arbeitete, hat einmal etwas sehr Ähnliches gesagt. Sie wurde oft gefragt, wie sie es anstellte, dass die Menschen sich sofort besser fühlten, wenn sie einen Raum betrat, durch ihre bloße Anwesenheit.

Medizinstudenten, die diesen Effekt beobachtet hatten, als sie Kübler-Ross bei einer Visite begleiteten, antwortete sie auf diese Frage: »Oh, Sie denken, es läge daran, dass ich Ärztin bin. Aber ich versichere Ihnen«, fuhr sie mit ihrem charmanten schweizerischen Akzent fort, »dass die Putzfrau, die nach mir kommt, das Bad reinigt und den Boden wischt, die gleiche Wirkung auf die Patienten hat. Und ich kann Ihnen nicht sagen, wie vielen Patienten es allein wegen dieser netten Putzfrau besser geht. Wenn Sie also glauben, der Effekt läge an meinem Beruf, verstehen Sie nicht, was hier geschieht.«

Es ist also wichtig, sich klarzumachen, dass wir *alle* helfende Berufe ausüben.

Davon gibt es keine Ausnahme.

Alles, was wir tun, hilft einem anderen.

Und wir werden dafür innerlich, und oft auch äußerlich, belohnt. Das heißt, die Leute geben uns etwas Materielles (zum Beispiel Geld) für die Hilfe, die wir ihnen geben. Jeder Mensch auf diesem Planeten übt einen helfenden Beruf aus, und jeder kann sich dabei wie eine Ärztin oder ein Geistlicher fühlen. Jeder kann dieses Gefühl der Selbst-Erfüllung erleben, das sich einstellt, wenn wir den wunderbarsten Teil unserer selbst zum Ausdruck bringen - nicht nur Ärzte und Geistliche, sondern auch Verkäufer und Verkäuferinnen, Anwälte und Justizangestellte. Oder die Eltern zu Hause, die der Menschheit das größte Geschenk überhaupt machen: die liebevolle Fürsorge für ihre Kinder.

Es kommt nicht wirklich darauf an, was Sie tun, sondern nur darauf, auf welche Weise Sie helfen und was Sie *sind*, während Sie es tun.

Wunderbar! Ich mag es, wie du Arbeit, die ich früher wohl eher als Pflicht oder soziale Verantwortung und überhaupt als etwas, das »eher nicht so viel Spaß macht« angesehen hätte, zu etwas machst, das sehr aufregend und seelenvoll erscheint.

So bewirkst du, dass ich morgens gut gelaunt erwache und mich darauf freue, meinen Patienten auf diese Weise zu dienen!

Was könnte es im Leben Aufregenderes geben?

Es bewirkt, dass ich morgens frohgemut aus dem Bett springe! Ich bin jetzt 71, werde bald 72 und springe mit der gleichen Begeisterung aus dem Bett wie mit 21, wobei ich mir damals des wahren Grundes für diese Freude nicht bewusst war.

Heute springe ich um fünf Uhr aus dem Bett und kann es gar nicht erwarten, in den Tag zu starten, weil mir das immer aufs Neue die Gelegenheit gibt, mein Selbst zum Ausdruck zu bringen und auf die jeweils höchste Weise zu demonstrieren, Wer Ich Wirklich Bin - und zwar, indem ich mich selbst liebe, das Leben liebe und alle Lebensumstände, die es mir ermöglichen, genau das zu tun.

Wenn das kein Grund ist, Gott zu lieben, was dann?

Die Wahrheit ans Licht bringen: Durch einen Blick auf den menschlichen Körper

Das war wirklich schön.

Das Leben ist schön, wenn wir es auf diese Weise betrachten.

Ja, das sehe ich auch so. Und ich möchte wirklich gerne diesen optimistischen Standpunkt übernehmen, den du vertrittst. Das erscheint alles so großartig, so wunderbar, so befreiend!
Und ich stimme dir zu, dass der Sinn des Lebens das ist, was wir daraus machen. Dass wir das enorme Privileg haben, in jedem goldenen Augenblick des Jetzt selbst zu wählen, was wir als Nächstes sein wollen, was wir der Welt als Nächstes »offenbaren« wollen.
Aber ich habe noch einige weitere Fragen an dich.

Ja ... was kann ich für dich tun?

Nun, es ist sehr schön, sich für die Idee zu öffnen, dass wir alle spirituelle Wesen sind, die hierhergekommen sind, um die Agenda der Seele zu erfüllen. Und zu begreifen, dass all unsere Mühen zu einem Fest des Lebens werden können, wenn wir den Mut haben, uns die Sieben Einfachen Fragen mitsamt den Vier Fundamentalen Fragen des Lebens zu stellen.
Und ich kapiere, dass das tatsächlich möglich ist.
Ich meine, nach dem, was du uns von den Menschen in Ouagadougou

erzählt hast, sind sie der lebende Beweis, dass es möglich ist, auf diese Art zu leben – in Frieden, Harmonie, Freude und Verbundenheit, auch dann, wenn man zu den »Benachteiligten« auf diesem Planeten zählt.
Ich meine, es ist bemerkenswert – nur eine einzige Glühbirne zur Verfügung zu haben, deren Anschluss tagsüber, wenn kein Licht benötigt wird, abwechselnd für die wenigen elektrischen Haushaltsgeräte genutzt werden muss. In Hütten aus getrocknetem Lehm oder einfachen Betonbehausungen zu wohnen, ganz ohne Aufstiegschancen oder finanziellen Erfolg oder Urlaubsreisen in ferne Ländern, wie wir es in der westlichen Welt kennen. Und trotzdem tragen diese Menschen so viel Liebe und Glück im Herzen – etwas, das man für kein Geld der Welt kaufen kann!
Das veranschaulicht, dass da »mehr« sein muss – ein anderer Grund für unsere Gegenwart auf diesem Planeten – und dass wir hergekommen sind, um diese »spirituelle Reise« fortzusetzen. Eine spirituelle Reise, die mehr damit zu tun hat, was wir sind, *als damit, was wir* tun.
Aber, Neale, während ich hier sitze und dir zuhöre, fühle ich mich immer noch ganz schön überwältigt davon, dass uns diese Möglichkeit offensteht …
Denn selbst wenn du mir sagst, dass wir auf diese Weise leben können – du hast 26 Länder bereist, und in einigen dieser Nationen beweisen *die Menschen dort, dass eine solche Lebensweise möglich ist –, bin ich mir immer noch nicht sicher, wie ich diese Weisheit in meinem Alltag in der westlichen Welt anwenden soll. Wie du selbst sagtest: Dass diese Lebensweise für uns möglich ist, widerspricht allem, was uns in unserer Kultur beigebracht und antrainiert wurde. So vielen von uns ist noch nicht klar, ob und wie wir mit dieser neuen Weltanschauung »überleben« können. Selbst ich, die sich so intensiv mit deinen Büchern und der in ihnen präsentierten Spiritualität befasst hat, tue mich damit oft noch ziemlich schwer!*

Und warum fällt es dir schwer? Warum feierst du es nicht?

Weil es sich manchmal so anfühlt, als müsste ich eine Wahl treffen. Mich entscheiden zwischen der Agenda des materiellen Lebens – von den

»Bedürfnissen meiner Familie« über Job und Einkommen bis dahin, wie ich meine Miete zahle und Essen auf den Tisch bringe – und der Agenda meiner Seele. Und mir ist noch nicht klar, wie diese beiden auf eine Weise koexistieren können, dass sie sich gegenseitig ergänzen und stärken.
Daher würde ich mich freuen, wenn du darauf näher eingehst. Mir ist aufgefallen, dass viele Menschen, mich eingeschlossen, Spiritualität und materielle Welt oft erleben, als wären sie zwei voneinander getrennte Aspekte des Lebens, statt zu erkennen, dass beide auf ganz grundlegende Weise miteinander verbunden sind (was natürlich in Wirklichkeit der Fall ist).
Aber nichtsdestotrotz ist es schwierig, auf diese Weise zu leben.

Ich denke, du sprichst hier einen ganz wichtigen Punkt an – die Verbundenheit von Körperlichkeit und Spiritualität, die viele Menschen gar nicht wahrnehmen. Sie haben vielleicht eine Vorstellung davon, dass beide zusammengehören, aber in ihrer tatsächlichen Alltagserfahrung nehmen sie eine strikte Trennung vor und glauben, körperlich-materielle Aktivitäten und Erfahrungen seien völlig verschieden von spirituellen Aktivitäten und Erfahrungen.
Und vielleicht besteht der Zweck des Dialoges, den wir beide hier führen, darin, den Menschen deutlich zu machen, dass es nicht nur keine Trennung zwischen körperlicher und spiritueller Erfahrung gibt, sondern dass es im Leben genau darum geht, beide miteinander zu verschmelzen. Das ist der Grund, warum wir existieren – und wenn wir das begreifen, ändert sich unser gesamtes Leben.

Ja! Das ist ein ganz wichtiger Aspekt. Und ich beobachte ganz eindeutig, dass selbst Menschen, die sich selbst als sehr spirituell bezeichnen (ich habe ja an vielen deiner Retreats teilgenommen, und viele Teilnehmerinnen und Teilnehmer betrachten Spiritualität als ganz wesentlichen

Bestandteil ihres Lebens), immer noch nach einer solchen Retreat-Erfahrung in ihren Alltag zurückkehren und wieder so leben, als gäbe es eine Trennung zwischen körperlich-materiellem Leben und der Spiritualität. Vielleicht meditieren sie morgens nach dem Aufwachen ein bisschen, was dann für sie der spirituelle Aspekt des Lebens zu sein scheint. Dann gehen sie zur Arbeit, und das scheint ihnen dann der materielle Teil des Lebens zu sein.

Das fällt mir bei Freunden, die ich bei deinen Retreats kennengelernt habe, ebenso auf wie bei den Klienten, die ich spirituell berate. Diese Klienten kommen zu mir, damit ich ihnen dabei helfe, Spiritualität permanent in ihr Leben zu integrieren. Ich denke, einem großen Teil der Menschheit fällt es bislang sehr schwer, die alltägliche Existenz nicht nur als körperliche Wesen zu erleben, sondern auch als spirituelle Wesen – also auch die Spiritualität als festen Bestandteil ihres Alltags zu erleben. Damit meine ich, die von dir gelehrten spirituellen Konzepte tatsächlich praktisch im Alltag anzuwenden.

Da ist eine Geschichte, die ich an dieser Stelle gerne beisteuern möchte, Neale … eine, die sehr gut zu dem passt, worüber wir hier gerade sprechen.

Gern. Bitte erzähle sie mir und unseren Leserinnen und Lesern.

Ich möchte den Moment beschreiben, als mir klar wurde, dass wir »mehr als unser Körper« sind … denn ich erinnere mich sehr lebhaft daran.

Es war jener Moment, als ich im ersten Jahr meines Medizinstudiums zum ersten Mal das Anatomielabor betrat. Doch das war kein gewöhnliches Anatomielabor. Während des zweijährigen Kurses dort haben wir tatsächlich menschliche Leichen seziert.

Wir sezierten alles, vom Herzen bis zur Lunge, die Muskeln und Nerven, sogar Gehirn und Rückenmark. Wir erschlossen uns das gesamte Wissen, das die Medizin und die Neurowissenschaften heute aufbieten können, wir tauchten ganz tief darin ein und sahen alles mit eigenen Augen. Das war eine der faszinierendsten Erfahrungen meines Lebens! Und sicherlich eine, die nur wenige schon im Alter von 20 Jahren machen dürfen.

Vor dieser Erfahrung war ich überzeugt, dass ich im Wesentlichen mein physischer Körper bin. Doch die Zeit in der Anatomie bewirkte eine dramatische Veränderung meiner Sichtweise.
Was mich am meisten erstaunte, war die totale Leblosigkeit der Körper, die wir sezierten. Wenn sie vor uns auf dem Labortisch lagen und wir den ersten Schnitt mit dem Skalpell ansetzten, wusste ich ohne den Schatten eines Zweifels, dass dies nicht das menschliche Wesen war. Das war nicht die Person!
Ich erkannte mit absoluter Klarheit, dass der bloße »materielle Körper« sehr wenig mit dem Menschen zu tun hatte, der sein Leben auf Erden gelebt hatte.
Rein verstandesmäßig werden das die meisten Leute nachvollziehen können, es aber wirklich zu sehen und zu erfahren, öffnete mir die Augen. Und es war nicht bloß ein subtiles Gefühl, dass »da noch mehr sein muss«. Es wurde für mich zur unumstößlichen Wahrheit, und ich glaube, dass jeder Mensch, der an meiner Stelle diese Erfahrung gemacht hätte, genau dasselbe gesehen und erkannt hätte – dass nämlich ohne die »hinzugefügte Präsenz« – die spirituelle Qualität, wenn man es so nennen mag – unsere Körper wenig mit unserem Wahren Sein zu tun haben.
Das führt zu der Frage: »Wer sind wir wirklich?«
Und es lädt uns ein, über Folgendes nachzudenken: Welche Rolle spielt diese »hinzugefügte Präsenz« im Alltag unseres Lebens?

Ja, diese Frage stellt sich hier sehr deutlich. Danke.

Weißt du, Neale, als junge Anatomiestudentin dachte ich: »Mein Gott, was, wenn das hier die Leiche meiner Mutter oder meines Vaters wäre?« Und dieser Gedanke erschreckte mich! Es erschreckte mich, dass die Gesamtsumme dessen, was einen Menschen ausmacht, den ich liebe, im Moment seines Todes einfach verschwinden könnte.
Deshalb war die Botschaft, dass wir alle mehr sind als unsere Körper, so tröstlich für mich. Denn mir wurde sehr deutlich vor Augen geführt, dass ich selbst dann, wenn der Körper meiner Mutter vor mir auf dem Seziertisch läge, genau wissen würde, dass das, was ich da sähe, nicht sie wäre.

Viele Menschen fragten mich: »Wie bist du zu dieser Erkenntnis gelangt?«
Das ist nicht leicht zu erklären, aber ich antworte ihnen, dass die Haut dieser Leichen hart, gummiartig und bleich war und der Körper völlig schlaff. Das Gesicht war fast bis zur Unkenntlichkeit ausdruckslos – kein Lächeln, die Augen geschlossen, nichts mehr von der Mimik, die das Gesicht dieser Person einst hatte menschlich leuchten lassen.
Ich glaube, wenn wir den Körper eines geliebten Menschen mit seinem Wahren Sein verwechseln, geschieht das, weil wir die Energie sehen, durch die der physische Körper belebt wird – die Freude, die in seinen Augen funkelt, das Lächeln, das die Lippen umspielt, oder auch eine Träne der Traurigkeit, die ihm über die Wange rinnt. Wir sehen die menschlichen Emotionen und Wesenszüge, die guten wie die schlechten, die den Ausdruck *dieses Körpers formen und es uns ermöglichen, das Sein dieser Person zu erleben. Wir sehen sichtbar gemachte unsichtbare Energie, metaphysisches Leben, das physische Form angenommen hat.*
Doch jedem, der die völlige Leblosigkeit dieser Leichen gesehen hätte, wäre sofort klar geworden – sichtbar geworden, dass dann, wenn diese »Präsenz« nicht mehr da ist, die sich auflösenden Überreste, wenn überhaupt, dann nur noch sehr wenig mit dem Menschen zu tun haben, der den Körper einmal bewohnte.

Was für eine surreale Erfahrung.

Ja! Ich wünschte, du wärest dort gewesen und hättest es selbst gesehen, Neale. Ich glaube, diese Erfahrung würde das Leben eines jeden Menschen tief greifend verändern.
Tag für Tag saß ich in diesem Labor, und die Professoren beschrieben uns die komplizierten Abläufe im menschlichen Körper in jeder Phase von der Geburt bis zum Tod. Doch an dieser rein medizinisch-naturwissenschaftlichen Theorie gab es etwas, das sich für mich nicht richtig anfühlte. Intuitiv spürte ich, dass diese Sicht auf das Leben unvollständig war.
Dieses Gefühl, es müsse »mehr« geben als das, stellte sich bei mir besonders deutlich in der neuroanatomischen Abteilung des Labors ein, wo wir

zwei Monate damit verbrachten, Gehirn und Rückenmark zu sezieren. Ich hielt tatsächlich ein Gehirn in meinen Händen, folgte den neurologischen Pfaden mit dem Skalpell, und man sagte mir: »Das sind die Nervenbahnen für die menschlichen Emotionen. Dort wird das erzeugt, was wir sind. Das ist unsere Persönlichkeit …« und so weiter.
Doch ich sagte mir: »Nein, das ist nicht, was wir sind! Ich glaube euch nicht. Das kann nicht unsere Persönlichkeit sein!« Es ergab für mich einfach keinen Sinn.
Nach meiner Erfahrung und nach dem, was ich in Herz und Seele spürte, konnte das nicht der Sitz unserer Persönlichkeit sein. Aber die Professoren sagten immer wieder: »Das ist, was wir sind.« Es war eine sehr sonderbare und recht irritierende Erfahrung …
Es brachte mich dazu, intensiv nachzudenken und zu hinterfragen.

Interessant. *Wirklich interessant.*
Wie kommt es eigentlich, dass der Körper elastisch genug bleibt, um ihn zu sezieren? Gibt es nicht die Leichenstarre?

Die Leichen werden auf eine bestimmte Art präpariert, sodass sie sich gut sezieren lassen. Welche Chemikalien sie dafür benutzen, weiß ich allerdings nicht genau, und auch nicht, wie der Einbalsamierungsprozess vor sich geht.
Aus Erfahrung weiß ich, dass sie das Blut aus dem Körper entfernen und es durch eine Substanz ersetzen, die aushärtet wie Plastik, was das Sezieren sehr vereinfacht.

Ich bedaure fast, dass ich danach gefragt habe! Wie hast du es geschafft, diese Erinnerungen zu verarbeiten, sodass du, nun ja, Menschen wieder in ihrer normalen Gestalt ansehen konntest, ohne dass diese Erinnerungsbilder dich heimsuchten?
Ich meine, ich wäre dafür zu sensibel. Ich könnte das keine fünf Minuten aushalten!

Der Professor fragte mich in der ersten Sitzung: »Werden Sie ohnmächtig? Möchten Sie sich hinsetzen?« Es ist ein ziemlicher Schock, so etwas zu sehen!
Und es stimmt, dass ich nach solchen Laborzeiten – wenn wir uns zum Beispiel die Lunge angeschaut hatten – im Alltag ständig über die Lungen der Leute nachdachte, die mir begegneten. Das ist eine ziemlich sonderbare Art, durch den Alltag zu gehen, aber ich stellte mir bei jedem Menschen, mit dem ich mich unterhielt, seine Lunge vor, weil diese Erinnerung so präsent für mich war.
Aber alles in allem glaubte ich einfach nicht, was sie in diesem Anatomielabor lehrten – in spiritueller Hinsicht –, und deshalb nahm ich das Ganze, glaube ich, nicht zu ernst. Mir führte es vor allem vor Augen, dass meine Verbindung zu meiner Familie, den Menschen, die ich liebe, und überhaupt jeder Person, die mir begegnet, auf energetischer Ebene stattfindet. Die Erfahrungen in der Anatomie bestätigten mir, dass es noch etwas jenseits des Physischen geben muss.
Für mich steht das seitdem kristallklar fest.

Der Körper ist auf keinen Fall die Gesamtsumme dessen, Was Wir Sind. Du kannst dich glücklich schätzen, schon in sehr jungen Jahren zu dieser Erkenntnis gelangt zu sein.
Sehr viele Menschen erlangen dieses Wissen nie, diese tiefe Einsicht in die Natur ihres Erdenlebens.

Damals stellte sich mir zum ersten Mal in aller Deutlichkeit die Frage: »Wenn wir nicht unsere Körper sind, wer sind wir dann?«
Für mich begann damit eine Erforschung dessen, worüber wir zuvor gesprochen haben – der Verbundenheit von Körperlichkeit und Spiritualität – und der Frage, wie Körper und Seele miteinander verknüpft sind.
Ich möchte noch von einem anderen Erlebnis erzählen, das diese Erkenntnisse noch mehr vertiefte. Das war die erste Operation am offenen Herzen, bei der ich teilnehmen durfte – eine Bypass-Operation.
Was mich bei dieser Operation besonders beschäftigte, war, dass es sich um einen Eingriff am Herzen handelt – einem absolut lebenswichtigen

Organ! Das ist nicht so, als hätte sich der Patient beispielsweise ein Bein gebrochen. Ohne Herz sind wir nicht überlebensfähig. Ich meine, was sind wir ohne ein schlagendes Herz?

Daher faszinierte mich diese Operation sehr. Ich weiß, dass ich im OP stand und dem Anästhesisten assistierte, der den Patienten in »Schlaf« versetzte. Vielen Leuten mag das nicht klar sein, aber um einen Patienten in »Schlaf« zu versetzen, müssen wir seine Muskeln lähmen. Denn wenn die Muskeln beim Einführen des Beatmungsschlauches nicht gelähmt sind, wird der Patient den Schlauch nicht hereinlassen, weil er dafür nicht entspannt genug ist. Auch wollen wir nicht, dass der Patient Widerstand leistet und gegen die Operation »ankämpft« (seine Muskelreflexe also die Arbeit des Chirurgen behindern). Auch aus diesem Grund ist eine vorübergehende Lähmung der Muskulatur notwendig, bevor der Chirurg das Skalpell ansetzt.

Das Bewusstsein des Patienten wird dann in ein »medikamentös herbeigeführtes Koma« versetzt. Das heißt, dass er während einer Operation nicht einfach nur »schläft«. Während des Schlafs gibt es Träume und andere Anzeichen relativ hoher Gehirnaktivität. In der Narkose zeigt das EEG hingegen einen komplett unbewussten und komatösen Zustand.[2]

Wenn der Patient aufwacht, kann er sich an die Operation nicht erinnern, vorausgesetzt die Narkose wurde korrekt ausgeführt. Durch die Operationswunde ist klar, dass die Operation stattfand, aber es gibt keinerlei Erinnerung an sie.

Falls sich das für dich wie »Science-Fiction« anhört, kann ich dir versichern, dass das nicht nur dir so geht. Genauso erging es mir damals auch, als ich als Medizinstudentin Zeugin dieses Eingriffs wurde. Aber die Sache ist real, und bemerkenswert.

Kommen wir wieder zu dem Patienten zurück: Er konnte nicht atmen (weil ja seine Muskeln gelähmt waren). Also musste er künstlich beatmet werden. Und weil es sich um einen Eingriff am Herzen handelte, durfte dabei das Herz nicht schlagen. Stattdessen wurde er an eine Herz-Lungen-Maschine angeschlossen – hierbei wurde sein Blut durch Schläuche in ein Gerät geleitet, das es mit Sauerstoff anreicherte und die Funktionen von Herz und Lunge übernahm.[3]

Da stand ich also im Operationssaal und sah, wie das Blut des Patienten durch Schläuche gepumpt wurde – kein schlagendes Herz, keine Lungenfunktion, kein aktives Gedächtnis, künstliches Koma und gelähmte Muskeln. Ich weiß, dass ich plötzlich dachte: »Oh, mein Gott, stellt sich da nicht die Frage: Wer Sind Wir? Wenn das nicht die Frage aufwirft, was Leben ist, was dann?«
Wer Sind Wir, wenn man Herz, Gehirnfunktionen, Lunge, Muskeln wegnimmt?
Das Wichtigste, was ich aus dieser Erfahrung während des Medizinstudiums lernte, war also, dass Körperlichkeit und Spiritualität nicht getrennt sind. Unser körperliches Selbst, das wurde mir klar vor Augen geführt, ist nichts *ohne die ständige Verbindung zur spirituellen Energie.*

Damit sagst du, dass es im Leben eine *energetische Komponente* gibt, von der die gesamte Körperlichkeit animiert wird. Eine Essenzielle Essenz.
Und wenn ich über das, was du mir gerade beschrieben hast, nachdenke, ist offensichtlich, dass die Ärzte bei einer solchen Operation die Mechanismen des Körpers, in diesem Fall die Tätigkeit von Herz und Lunge, durch technische Hilfsmittel ersetzen. Aber die Essenzielle Essenz bleibt doch gegenwärtig, denn sonst würde aus dem Körper eine Leiche. Diese fundamentale Energie des Lebens kann man durch nichts ersetzen. Sie lässt sich nicht künstlich mithilfe einer Maschine zuführen.

Das ist eine sehr gute Beschreibung.

Und welcher Bezug besteht zu einem Menschen, der nicht anästhesiert ist, sondern normal durchs Leben geht?

Nun, ich persönlich habe für meinen – nicht narkotisierten – Alltag daraus den Schluss gezogen: Ich bin mir ohne jeden Zweifel darüber im Klaren, dass es diese spirituelle Energie gibt, die unseren Körper animiert und die, wie du gesagt hast, durch nichts zu ersetzen ist.

Auch ist klar, dass diese Energie für uns in der Regel unsichtbar ist. Die meisten Menschen können diese bemerkenswerte Kraft nicht sehen!
In den Gesprächen mit Gott *ist von unserer ewigen Verbindung zu Gott die Rede, woraus folgt, dass Spiritualität uns in schweren Zeiten eine Hilfe sein kann. Ironischerweise ist es aber so, dass die meisten Menschen in schweren Zeiten – das habe ich immer wieder beobachtet – nach »physischen« Lösungen für das Problem suchen und die spirituelle Perspektive überhaupt nicht in Betracht ziehen.*
Als ich mit eigenen Augen sah, dass die spirituelle Präsenz uns ständig begleitet, wurde so für mich aus einer esoterischen Idee eine greifbare, alltägliche Tatsache. Ich öffnete mich für den Gedanken, dass diese »spirituelle Präsenz« mich nicht nur in jedem Augenblick begleitet, sondern dass ich selbst tatsächlich diese Präsenz bin.
Und wenn sie mein Wahres Sein ist, dann bin ich bestimmt in der Lage, sie als wunderbares Hilfsmittel zu nutzen, um mir ein erfülltes Leben zu erschaffen.

Wenn diese spirituelle Energie das ist, Was Wir Sind, wie kommt es dann, dass sie automatisch unseren Körper verlässt, sobald das Herz aufhört zu funktionieren?
Welcher Zusammenhang besteht zwischen dem Stillstand des Herzens und dem Entweichen der spirituellen Energie? Wenn nicht in einem Operationssaal eine Maschine die Funktion von Herz und Lunge übernimmt ... wenn du zum Beispiel von einem Auto überfahren und nicht schnell genug ins Krankenhaus eingeliefert wirst, und dein Herz hört auf zu schlagen – dann ist es vorbei. Dann verlässt diese »Präsenz«, von der du sprichst, den physischen Körper. Der spirituelle Aspekt unseres Seins kann also offenbar nur im Körper bleiben, solange der physische Mechanismus dieses Körpers funktioniert.
Und wenn der physische Mechanismus versagt – also das Herz nicht mehr schlägt –, hat die Spirituelle Essenz keine andere Wahl, als zu sagen: »Das war's. Sieh zu, wie du klarkommst. Wir sind jetzt weg. Tschüss!« Und sie verlässt den Körper.

Es stellt sich also die Frage: »Was ist zuerst da: Das Huhn oder das Ei?«
Entscheidet sich die Spirituelle Essenz dafür, den Körper zu verlassen, und bewirkt das dann den Herzstillstand, wenn keine lebenserhaltenden Maßnahmen der Intensivmedizin stattfinden? Oder hört *zuerst* das Herz auf zu schlagen, und *dann* sagt der spirituelle Mechanismus: »Nun, wenn du nicht weiter schlägst, gehe ich!«
Umgekehrt stellt sich diese Frage auch bei der Geburt. In den ersten Lebensmomenten. Darüber debattieren Ärzte und Gesellschaft schon seit mehreren Jahrtausenden: Zu welchem Zeitpunkt beginnt das physische Leben?
Beginnt das Leben, wie wir es definieren, mit dem ersten Herzschlag in der Gebärmutter? Wir betrachten also den Fötus erst als inaktive Zellmasse, bis dann zum ersten Mal das Herz schlägt, und dann sagen wir: »Jetzt ist er lebendig!« Oder sind wir sogar der Auffassung, dass das Leben erst mit der Geburt beginnt, wenn das Kind den Körper der Mutter verlässt?
Wann also findet die Verbindung von Körperlichkeit und Spiritualität statt? Wir müssen uns fragen: Wann verbinden sich physische und spirituelle Energie ... oder wann treffen sie sozusagen aufeinander?
Die moderne Medizin vertritt heute die Auffassung, dieser Zeitpunkt sei erreicht, wenn der Fötus »lebensfähig« ist, womit man meint, dass er außerhalb der Gebärmutter überleben kann.
Aus spiritueller Sicht lässt sich aber argumentieren, und viele haben es getan, dass das nicht richtig ist. Das Leben beginnt nicht erst, wenn ein Fötus außerhalb der Gebärmutter lebensfähig ist. Das Leben fängt in dem Moment an, wenn in der Gebärmutter das Herz des Fötus zu schlagen beginnt.
»Oh, oh«, sagt der Arzt, »ich höre das Herz schlagen!« Man nimmt an, dass irgendwann zwischen der vierten und sechsten Woche das Herz zu schlagen beginnt. Und seit 50 Jahren fasziniert mich die Frage: Warum fängt das Herz plötzlich an zu

schlagen? Wer legt den Schalter um? Und genauso stellt sich die Frage: Wer schaltet es eines Tages wieder aus?

Ja, die uralte Frage, wann das Leben beginnt, ist faszinierend, genau wie die Frage, die du davor gestellt hast: Ist das Spirituelle auf das Körperlich-Materielle angewiesen, um sich in dieser Welt auszudrücken?
Aber ich möchte an dieser Stelle einen kleinen Exkurs machen, bevor ich auf deine Frage zurückkomme.
Lass uns für einen Moment über Genetik sprechen ... über einige neue wissenschaftliche Entdeckungen auf dem Gebiet der Epigenetik (die sich im Wesentlichen damit befasst, wie gewisse Umstände und Faktoren unseres Lebens Einfluss auf unsere Gene nehmen und sie dazu bringen, sich unterschiedlich auszudrücken und unterschiedliche Eigenschaften anzunehmen).
Wir haben es hier mit einem vollständigen genetischen Code zu tun, und jede einzelne Zelle in unserem Körper enthält den Code für den gesamten Körper. *Das heißt, die DNA jeder Körperzelle ist identisch, und der einzige Unterschied zwischen verschiedenen Zelltypen besteht darin, welcher Teil dieses genetischen Codes »aktiv« (oder »eingeschaltet«) ist, und welcher »inaktiv« (oder »ausgeschaltet«).*
Zum Beispiel ist die DNA (oder der genetische Code) einer Haarzelle die gleiche wie bei einer Herzzelle, einer Leberzelle oder jeder anderen Zelle im Körper. Aber jede dieser Zellen hat sich (sehr früh in der embryonalen Entwicklung) dafür »entschieden«, sich selbst auf eine bestimmte Art und Weise auszudrücken, was dann zu diesen einzigartigen Merkmalen und Eigenschaften führt. Man nennt diesen Prozess »Stammzelldifferenzierung« – wie du es uns in deinem letzten Retreat sehr gut erklärt hast.

Danke, Frau Doktor.
Ich wollte dich damit beeindrucken. (Lacht.)

Worum es mir hier geht, ist die Epigenetik – damit ist die Fähigkeit der einzelnen Zellen gemeint, im Verlauf unseres Lebens auf subtile Weise ihre Eigenschaften zu verändern.

Wenn der anfängliche embryonale Zustand vorüber ist, finden bei den Zellen keine großen Veränderungen mehr statt – mit anderen Worten, eine Herzzelle wird nicht plötzlich zur Leberzelle –, aber während unseres Lebens kommt es dennoch zu kleineren Veränderungen unserer Zellen. Tatsächlich modifizieren Zellen von Stunde zu Stunde ihre genetischen Eigenschaften.

Die genetischen Eigenschaften der Zelle sind also, anders als viele Leute glauben, nicht »festgelegt«. Zellen sind nicht statisch. Vielmehr passen sie sich unaufhörlich an äußere und innere Reize an – also an jede Veränderung in der äußeren Umwelt ebenso wie an Veränderungen im Körper selbst.

Dr. Richard J. Davidson veröffentlichte 2013 im Journal of Psychoneuroendocrinology *eine bahnbrechende wissenschaftliche Studie über die »epigenetischen Effekte der Meditation« auf den menschlichen Körper. Darin wird nachgewiesen, dass Achtsamkeits- und Meditationsübungen tatsächliche genetische Veränderungen bewirken können.*[4]

Diese Studie weckte sofort meine Aufmerksamkeit. Ich las sie und dachte: Hier haben wir einen echten wissenschaftlichen Beweis dafür, dass Spiritualität unser physisches Alltagsleben beeinflussen kann.

Es wurde darin eine Gruppe erfahrener Meditierender mit einer Kontrollgruppe verglichen, die nicht meditierte. Die Versuchspersonen mit Meditationserfahrung wurden gebeten, acht Stunden lang »Achtsamkeitsübungen« zu betreiben, und nach nur acht Stunden zeigten sich bereits genetische Veränderungen! Zu diesen Veränderungen gehörten eine reduzierte Aktivität von mit Entzündungen in Zusammenhang stehenden Genen und, als Resultat veränderter genetischer Pfade, eine geringere Produktion von Cortisol und anderen Stresshormonen.

Vor dem achtstündigen Experiment wurden die Gene der Kontrollgruppe und der Gruppe der Meditierenden verglichen, und es zeigten sich keine auffälligen Unterschiede. Die Meditationsgruppe wies also keinen »Anfangsvorteil« auf. Die positiven Effekte der Meditation resultierten ausschließlich aus der Aktivität selbst.

Das verdeutlicht, welche weitreichende Verbindung zwischen unserem spirituellen Selbst und unserem Körper-Selbst besteht, denn wenn unsere

genetischen Eigenschaften durch nur acht Stunden Meditation verändert werden können, stelle dir nur einmal vor, welche Wirkung unsere »spirituelle Energie« während eines ganzen Lebens auf den Körper haben kann!
Um also auf deine Frage zurückzukommen: Wenn ein Mensch an einem Herzanfall stirbt, ist das dann »Pech« für die Seele? Muss sie weiterziehen, weil ihr Körper sie »im Stich lässt«?
Das denke ich nicht. Auf der Basis solcher Studien wie der eben genannten gehe ich davon aus, dass der Körper nicht »aufgibt«, ohne dass der spirituelle Teil an diesem Prozess mitwirkt. Vielleicht geschieht das nicht auf der bewussten Ebene, aber ich denke, dass die Seele beteiligt ist, ob der Mensch sich dessen gewahr ist oder nicht.
Ich denke, dass Körper und Seele eng miteinander verknüpft sind und dass solche Todesfälle nur eintreten, wenn die Agenda der Seele und die des Körpers diesbezüglich übereinstimmen.

Ein interessanter Gedanke. Und er stimmt völlig mit den Informationen überein, die uns in *Zuhause in Gott* übermittelt wurden. In diesem Buch der *GmG*-Reihe wird uns gesagt, dass wir Zeitpunkt und Art unseres Todes immer selbst wählen. Das ist auf der rein mentalen, körperlichen, menschlichen Ebene schwer zu glauben, doch die *GmG* laden uns dazu ein, die Möglichkeit in Erwägung zu ziehen, dass uns nichts geschehen kann – das heißt unserem Körper und unserem Bewusstsein –, was nicht im Einklang mit unserer Seele steht.
Wenn wir wirklich individualisierte Ausdrucksformen des Göttlichen sind, kann es nicht anders sein, denn sonst müssten wir annehmen, dass Gott etwas widerfahren könnte, was nicht göttlich ist.
Bezüglich Gott und Mensch gibt es nur zwei Möglichkeiten: Entweder beide existieren vollständig getrennt voneinander, oder sie sind eines Wesens, also vereint. Entweder sind Gott und Mensch Eins, oder es sind zwei voneinander verschiedene Dinge – was bedeuten würde, dass auch alle anderen Lebewesen

aus physischen Manifestationen bestehen, die von Gott getrennt existieren.

In *Gespräche mit Gott* heißt es: »Alles ist Eins. Es gibt nur dieses Eine, und alle Wesen und Dinge sind Teil dieses Einen.«

Das ist das Fundament, auf das die über 3000 Seiten der *GmG*-Reihe aufbauen.

Aber ich möchte noch einmal auf die Stammzellen zurückkommen. Als Ärztin vertrittst du offenbar die Auffassung, dass die Stammzellen sich auf Anweisung des Geistes ausdifferenzieren. Du sagtest, dass das Bewusstsein - oder der Seinszustand eines Menschen, wie du ihn am Beispiel des Meditationsexperiments beschrieben hast - den Zustand der Körperzellen verändern kann.

Ich kann mir vorstellen, dass in einem Embryo, dessen Stammzellen gerade den Differenzierungsprozess durchlaufen, das Gleiche geschieht. Die Energie des Embryos, die man aus spiritueller Perspektive als seine Essenzielle Essenz definieren könnte, trifft genetisch und zellulär ihre Entscheidungen, und es ist durchaus möglich, dass dies bereits vor dem ersten Herzschlag geschieht.

Dass diese embryonalen Zellen sich bewegen, sich zu größeren Einheiten zusammenschließen und ausdifferenzieren, ereignet sich in jedem Fall vor dem ersten Herzschlag, was bedeutet, dass auch in dieser Phase bereits Leben vorhanden ist. In den ersten drei bis fünf Wochen, die das embryonische Gewebe schon vor dem ersten Herzschlag in der Gebärmutter existiert, bilden sich Körperteile und Organe heran. Auch das Herz bildet sich in dieser Zeit. Es kann ja erst zu schlagen beginnen, wenn es fertig herangebildet ist.

Das bedeutet, dass auch vorher schon auf irgendeiner Ebene Entscheidungen getroffen werden. Es gibt einen Prozess, durch den die Zellen sich differenzieren, und er setzt deutlich vor dem ersten Herzschlag ein. Das lädt dazu ein, eine außerordentlich faszinierende Frage, die seit Jahrhunderten die

Menschen beschäftigt, neu zu stellen: Wann beginnt das Leben wirklich?

Ist das Leben schon Teil der zellulären Aktivität des väterlichen Spermiums und des mütterlichen Eis, wenn sie sich vereinen?

Hat das Leben demnach gar keinen Anfang und kein Ende, sondern wird einfach übertragen?

Ist es denkbar, dass Leben (die Fähigkeit von Zellen, sich zu bewegen und Entscheidungen zu treffen) seine Intelligenz einfach von einer Lebensform an eine andere weitergibt?

Ist das Gewebe - die Zellmasse -, das entsteht, wenn das weibliche Ei und das männliche Spermium sich vereinigen, um ein Embryo zu bilden, nicht der Beginn eines NEUEN Lebens, sondern einfach die Weiterführung des Ewig Existierenden Lebens, in sich ewig verändernder Form, ohne dass die Linie der Ewigen Entfaltung der Reinen Energie der Essenziellen Essenz jemals unterbrochen wird?

Und ist es nicht ein interessanter Gedanke, dass wir, die wir hier dieses Telefongespräch führen, Teil einer endlosen Linie des Leben sind, dessen materiell-körperliche Entfaltung vor unzähligen Jahrtausenden begann?

Das ist ein unglaublich faszinierender Gedanke! Ich glaube, du bist da etwas ganz Großem auf der Spur, Neale! Ich wäre nicht überrascht, wenn die Wissenschaft in ein paar Jahren genau das herausfindet und beweist.

Dafür ist es notwendig, dass Leben einfach weitergegeben werden kann - und das ist ja offensichtlich der Fall, denn hier sind wir: Nachfahren der allerersten Menschen. Durch den Prozess der Evolution hat das Leben Menschen erschaffen, und wir sind physisch manifestierte Ausdrucksformen der niemals endenden Weitergabe der Essenziellen Essenz, der Göttlichen Intelligenz, die immer schon existierte und existieren wird.

Aber was ist mit dem Leichnam?

Nun, wenn wir Leben als Bewegung definieren, eine Leiche se-

zieren und auf der Zellebene untersuchen, würden wir, obwohl der Körper als tot betrachtet wird, auf der atomaren Ebene immer noch Bewegung sehen. Das bedeutet, dass das Leben niemals endet, sondern nur seine Form wechselt.
Mit extrem hoher mikroskopischer Auflösung betrachtet, würden wir keine erstarrten Zellen sehen, deren Atome und subatomaren Teilchen einfach stillstehen. Die Energie, die die individuellen Zellen in dem Leichnam belebt, bewegt sich weiterhin. Diese Energie, diese Essenzielle Essenz, ist nicht erstarrt.
Das Leben, wie wir es kennen, mag zu Ende sein, aber »das Leben an sich« nicht.

Ja, da stimme ich dir zu. Und das ist noch leichter nachzuvollziehen, wenn wir uns den Leichnam in einer natürlichen Umgebung vorstellen statt in der sterilen Umgebung eines Pathologielabors.
Würde man den Körper eines Verstorbenen einfach in einen Wald legen, dann würde er sich zersetzen und anderen Lebewesen als Nahrung dienen. So, wie es in Gespräche mit Gott *heißt: Alles Leben erhält das Leben durch den Prozess des Lebens.*
Das, was wir »totes organisches Material« nennen, ist in Wirklichkeit Wachstumsfaktor und Nahrung für neues Leben.
Und unter einem hochauflösenden Elektronenmikroskop sehen wir tatsächlich Bewegung, wie du sagst – aber diese Bewegung dient einem spezifischen und wertvollen Prozess, der darin besteht, das Auftauchen anderer Lebensformen zu ermöglichen.

Es ist also in Wirklichkeit keine Auflösung, keine Desintegration, sondern eine Integration.

Ja!

Ein Leichnam, der in der Natur, im Wald, liegt, und sich nach und nach »zersetzt«, wird in Wirklichkeit in neue Lebensprozesse integriert. Er bleibt also integraler Bestandteil der nie endenden Entfaltung des Lebens, das seine Reine Energie von Lebensform zu Lebensform weitergibt.

Genau! Da stimme ich dir voll und ganz zu. Das hast du sehr schön beschrieben – es fühlt sich so ganzheitlich an. Und einfach wunderbar!
Also ist der »Tod« eigentlich gar kein richtiger Tod, sondern eher ein nie endender Zyklus der Existenz, durch den das Leben in immer neuer Weise weitergegeben wird.
Und wenn wir erkennen, dass das Leben niemals endet, ermöglicht uns das ein viel reicheres, erfüllteres Leben, denn wenn wir uns vor dem Tod fürchten, fürchten wir uns im gleichen Maße auch vor dem Leben – davor, wirklich *zu leben und unser volles Potenzial zu entfalten.*
Das würde ich bei unserem nächsten Telefonat gerne weiter vertiefen.

Ja, und ich glaube, dass unsere Angst vor dem Tod eigentlich die Angst davor ist, unser Selbstgefühl zu verlieren, die Angst, unsere gegenwärtige Form zu verlieren, in der unser Leben sich ausdrückt.
In *Zuhause in Gott* fragte ich Gott: »Was ist der Tod?«, und Gott antwortete: »Den Tod, wie ihr ihn euch vorstellt, gibt es nicht. Der ›Tod‹ ist ein Prozess, durch den ihr eure Identität wiederherstellt.«
Es zeigt sich also, dass das Leben nie endet, sondern nur seine Form verändert.

Diese Idee gefällt mir.

Und nur ein kleiner Teil von dir verkörpert seine Identität wieder »physisch«. Der weitaus größere Teil, der Aspekt, mit dem du dich als dein »Selbst« identifizierst, manifestiert sich im metaphysischen oder spirituellen Bereich.
Um mir das zu veranschaulichen, benutzte Gott diese Analogie: Wenn du dir die Haare schneiden lässt, fällt ein sehr kleiner Teil deines Seins von dir ab, aber der weitaus größere Teil ver-

lässt den Friseursalon und fühlt sich wie ein neuer Mensch! Für die Seele ist der Tod nichts weiter als ein »Haarschnitt«.

In dem Buch *Was wirklich wichtig ist* wird das durch eine andere Analogie verdeutlicht: ein Holzscheit, das im Kamin brennt. Es sieht aus, als hätte ein großes Holzscheit im Kamin gelegen, das dann nach ein paar Stunden nicht mehr da ist - nur Asche bleibt zurück. Das, was war, existiert also nicht mehr. Viele Leute würden sagen, das Holzscheit ist nicht mehr da, nur Asche ist übrig geblieben.

In *Die Essenz* schrieb ich dazu, dass das, was wir einmal »Holzscheit« nannten, sich einfach verwandelt hat. Es ist buchstäblich in Flammen aufgegangen. Seine Energie kam in Form von Wärme, Licht und Asche zu ihrem Ausdruck. Doch diese veränderte Form, die die Energie annahm, bedeutet nicht ihre Auslöschung. Sie hat sich nur in andere Seinszustände umgewandelt. Ein Teil des Holzscheits existiert noch in materieller Form (das, was wir »Asche« nennen), aber 95 Prozent des Scheits sind, indem seine Energie zum Ausdruck kam, in das übergegangen, was wir das unsichtbare Universum nennen.

Diesen Weg gehst auch du nach dem sogenannten Tod. Auf genau die gleiche Art, möchte ich hinzufügen. Du verwandelst dich.

Dabei bleibt dein physisch-materieller Teil, der den geringsten prozentualen Anteil der Manifestation deiner Energie ausmacht, im Reich des Physischen zurück - im Fall, dass er eingeäschert wird, als Asche, oder wenn er in einem Holzsarg bestattet wird, ändert er seine Form langsamer. Doch der bei Weitem größte Prozentsatz deines Seins existiert in verwandelter Form im Reich des Spirituellen weiter.

Der Leichnam entspricht hier also der Asche des verbrannten Holzscheits. Es sind jene 0,05 Prozent der Lebensform »Mensch«, die wir weiterhin sehen können.

Das ist ein wirklich perfekter Vergleich!

Ja, so empfinde ich es auch.

So, wie die Energie des Holzscheits ihre Asche zurücklässt – »Asche zu Asche, Staub zu Staub« –, lässt der Mensch den kleinsten Teil von sich selbst zurück, während der größte Teil in anderen energetischen Formen seine Existenz fortsetzt. Er entfaltet und entwickelt sich einfach auf andere Art weiter.

Sehr interessant.

Wir müssen das unbedingt weiter erkunden und sehen, wohin es uns führt.

Jenseits des Körpers: Der Schöpfungsvorgang

Weißt du, woran ich während der vergangenen Woche immer wieder denken musste, Neale?

Woran?

An die Verbindung zwischen Spiritualität und Körperlichkeit! Das finde ich so faszinierend.

Ich möchte beginnen, indem ich sage, dass es einen besonderen Grund dafür gibt, dass ich in der vorigen Woche diese Beispiele aus der Medizin anführte – das Sezieren von Leichen, Operationen am offenen Herzen und die Idee, dass wir »unsere Gene verändern« können, indem wir einfach unser Denken und unsere Wahrnehmung verändern. Das sind in sich bemerkenswerte Geschichten, aber ich habe sie aus einem viel wichtigeren Grund zur Sprache gebracht. Sie veranschaulichen sehr wirkungsvoll die Verbindung zwischen Spiritualität und Körperlichkeit, über die wir hier sprechen.

In Gespräche mit Gott *ist von »drei Ebenen der Bewusstheit« die Rede: Hoffnung, Glaube und Wissen. Ich würde sagen, dass viele Menschen hoffen, mehr als ihr Körper zu sein – mehr als ihre physische Existenz hier auf der Erde. Und viele Menschen hoffen, dass die spirituellen Botschaften, die uns von unzähligen Lehrern auf der ganzen Welt übermittelt wurden, wahr sind. Also sprechen sie vielleicht ihre »positiven Affirmationen« und versuchen, daran zu glauben, dass die Dinge sich zu*

ihren Gunsten entwickeln, aber das, was sie im Alltag erleben, scheint das nicht zu bestätigen.
Was ich durch meine Erfahrungen in der Medizin lernte – und vielleicht ganz besonders durch den Anblick menschlicher Leichen –, führte bei mir zu einem sicheren Wissen, *dass diese »spirituelle Präsenz« das ist, Was Ich Bin. Und, wie ich schon sagte, wenn das so ist, dann muss sie sich als integraler Bestandteil meiner Alltagserfahrung bewusst nutzen lassen – als wichtiges Hilfsmittel bei der Erschaffung meines Lebens.*
Durch diese Erfahrungen gelangte ich also von der Hoffnung zum Glauben und dann zum Wissen, dass ich aus einem spirituellen Grund auf diesen Planeten gekommen bin – und dass ich jeden einzelnen Tag meines Lebens nutzen kann, um der Agenda meiner Seele zu dienen. Und ich denke, die Verbindung ist dann vollständig verwirklicht, wenn unser Alltag zu einer physischen Manifestation unseres spirituellen Seins wird. Mit anderen Worten, wenn der Körper zu einem Fahrzeug für die Seele wird. Die Seele nutzt ihn, um zum Ausdruck zu bringen und zu entfalten, wer und was sie wirklich ist.
Trifft das zu? Wie denkst du darüber?
Ich musste einfach immer wieder darüber nachdenken … es ist so aufregend, weißt du? Und ermutigend! Und es ergibt so viel Sinn.

Lass uns über zwei Dinge sprechen.
Erstens: Ja, es trifft zu – wir sind größer als unsere physischen Körper. Deshalb verwende ich das Wort meta-physisch, um uns zu beschreiben. *Meta* heißt »größer als« oder »darüber hinausgehend«. Wir sind *meta*-physische Wesen. Das ist eine Tatsache. Und nichts führt uns das dramatischer vor Augen als der Anblick einer Leiche oder der Anblick eines Menschen, an dem eine Operation am offenen Herzen vorgenommen wird. Ich kann also gut nachvollziehen, dass du diese Beobachtungen als dramatische und eindeutige Beweise dafür anführst, dass wir *meta*-physisch sind und nicht bloß physisch.
Aber wenden wir uns wieder Hoffnung, Glaube und Wissen zu. Die Frage, die sich jedem stellt, dem es schwerfällt, von der

Hoffnung über den Glauben zum Wissen zu gelangen, lautet: »Auf was hoffen wir? Woran glauben wir? Und was wissen wir?«
Es fällt den Menschen schwer, zum Wissen zu gelangen, wenn dieses »Wissen« darin bestehen soll, dass alles, was sie sich im Leben wünschen, tatsächlich eintreffen wird, und dass es sich präzise so manifestieren wird, wie sie es sich vorstellen.
Ich denke, dass im Glauben an das Positive Denken und an die Persönliche Schöpfungskraft eine Gefahr liegt, wenn wir das Gefühl bekommen, wir hätten versagt, wenn sich etwas nicht genauso in unserer Realität manifestiert, wie wir es uns herbeiwünschten. Dann denken wir, wir seien »spirituelle Versager« und würden etwas »nicht richtig« machen.
Es wäre ein Fehler, wenn wir erwarten, dass das, von dem wir uns sehnlich wünschen, dass es sich in unserem Leben manifestieren solle, tatsächlich und ohne Zweifel eintreten muss.
Tritt es nicht ein, werden die Leute verzweifelt nach dem Grund suchen. *Warum hat es sich nicht verwirklicht?* Und dann suchen sie, wie gesagt, oft die Schuld bei sich selbst – das habe ich bei Schülern der Metaphysik schon häufig erlebt, dass sie die Schuld bei sich suchen. »Bestimmt mache ich etwas nicht richtig.« Oder, schlimmer noch, sie sagen: »Das ist ja doch alles Unsinn. Mir hätte von vornherein klar sein müssen, dass es zu schön ist, um wahr zu sein!« Also schütten sie das Kind mit dem Bade aus. Weil sie den Vorgang der Manifestation noch nicht völlig verstanden haben und sich noch nicht darüber im Klaren sind, was wir alle wirklich wissen wollen.
Während meiner 71 Jahre auf diesem Planeten bin ich zu der Einsicht gelangt, dass es im Leben nicht darum geht, ob sich alles, was wir uns wünschen und vom Universum anfordern, auf magische Weise manifestiert, sei es das rote Sportcabriolet, der perfekte Lebenspartner oder die gewünschte Geldsumme. Wir sollen etwas anderes verstehen und wissen: *Es wird immer das geschehen, was richtig und vollkommen ist – was immer das sein mag.*
Das sind zwei grundsätzlich verschiedene Dinge.

Die meisten Lehrer des Neuen oder Positiven Denkens lehren nicht das, was ich gerade gesagt habe. Stattdessen versuchen sie, die Leute davon zu überzeugen, dass sich etwas unfehlbar manifestieren wird, wenn sie es schaffen, von der Hoffnung, dass es sich manifestieren wird, über den Glauben, dass es sich manifestieren wird, zum sicheren Wissen zu gelangen, dass es sich manifestieren wird. Sogar dann, wenn es im Widerspruch zur Agenda der Seele steht.

Hier kann ich mein eigenes Leben als Beispiel anführen: Drei- oder viermal wollte ich unbedingt, dass bestimmte Dinge eintreten. Zwei- oder dreimal hatte das etwas mit meiner Karriere zu tun.

Ich hatte absolut das Talent, Journalist bei einer der großen überregionalen Zeitungen zu werden. Und als ich für eine Lokalzeitung in Annapolis, Maryland, arbeitete, erlebte ich, dass Redaktionskollegen Jobs bei größeren Zeitungen angeboten wurden – in Baltimore und Washington. Ein Kollege erhielt sogar ein Angebot von der *New York Times*, und so schaffte er es von unserem Lokalblatt gleich nach ganz oben. Und ich konnte es einfach nicht glauben – nicht, dass sie diese tollen Angebote erhielten, das gönnte ich ihnen von Herzen –, aber dass *mir* kein solcher Job angeboten wurde, das war für mich unfassbar! Ich blieb sozusagen auf der Strecke. Dabei träumte ich sehnlichst davon, eines Tages Reporter bei der *New York Times* zu sein. Damals war ich ein junger Mann in den Zwanzigern und glaubte, ich verdiente es und hätte das journalistische Talent, auch eine solch steile Karriere hinzulegen. Aber das geschah nicht.

Zum zweiten Mal machte ich eine solche Erfahrung, als ich eine Radio-Talkshow moderierte. Auch da glaubte ich wieder, ich hätte das Zeug, einer der besten, höchstbezahlten und bekanntesten Talkmaster Amerikas zu werden. Die politisch linke Version des erfolgreichen rechten Talkmasters Rush Limbaugh, sein liberaler Gegenpart. Doch auch diese Gelegenheit ergab sich für mich nie.

Ich könnte noch von anderen Hoffnungen erzählen, die in meinem Leben nie in Erfüllung gingen. Der Punkt, um den es mir dabei geht, ist folgender: Heute, mit 71, weiß ich, dass sich, wenn damals einer dieser Karrierewünsche in Erfüllung gegangen wäre, mein Leben nie hätte in die Richtung entwickeln können, die sich dann letztlich manifestierte.

Mir ist heute klar, dass meine Seele sich ganz genau anschaut, was mein Wachbewusstsein gerne manifestieren will. Und wenn dieser Wunsch sich nicht im Einklang mit dem befindet, was meine Seele als perfekte physische Manifestation erachtet, als perfekten Ausdruck dessen, Was Ich Wirklich Bin, werden die Energien in meinem Leben die Verwirklichung des Wunsches verhindern.

Als ich aber anfing, Dinge zu tun und mir zu wünschen, die der höchsten Entfaltung jenes Seinszustandes dienten, der die Agenda meiner Seele widerspiegelt, ich also nach energetischer Harmonie mit dem Wissen meiner Seele strebte, fügte sich alles auf wunderbare Weise.

Das meine ich ganz wörtlich: *Alles fügte und entwickelte sich harmonisch!*

Bei den Seinszuständen, die zu entfalten und zu demonstrieren ich hergekommen bin – es fällt mir schwer, öffentlich darüber zu sprechen, weil das auf andere überheblich wirken könnte, aber ich sage es trotzdem, weil es ein wichtiger Punkt ist –, handelt es sich um: Weisheit und Klarheit, Geduld und Verständnis.

Jeder Mensch kommt ins Reich des Physischen, um das Göttliche dadurch zu erfahren, dass er einen besonderen Seinszustand oder besondere Seinszustände ausdrückt. Bei manchen sind das Geduld und Güte. Bei anderen sind es vielleicht Mitgefühl und Heilung. Oder Mut. Oder Verständnis. Oder Kreativität und Erfindergeist. Oder Weisheit und Klarheit. Oder jede mögliche Kombination dieser Eigenschaften.

Es gibt Tausende von Seinszuständen. So viele, wie es Aspekte des Göttlichen oder der Göttlichkeit gibt. Und die Seele kommt inspiriert und voller Freude in jedes neue Leben, jede Inkarnation, um bestimmte Seinszustände zum Ausdruck zu bringen und vollständig zu erfahren – um auf die eigene ganz spezielle Weise Gott in all seinen Wundern und seiner Großartigkeit zu erleben. Das ist die Agenda der Seele. Eine andere kennt sie nicht. Und in heiliger Zusammenarbeit mit allen anderen Seelen (oder, besser gesagt, mit all den anderen individuellen Ausdrucksformen der Einen Seele) nutzt sie die Energien des Lebens, um eine physische Umgebung zu erschaffen, in der das Bewusstsein, mit seiner begrenzten Perspektive, einen Weg findet, das zu erleben und zum Ausdruck zu bringen, weswegen die Seele hergekommen ist.

Die Energien der Umwelt, in der ich damals lebte, waren nicht förderlich dafür, dass ich Reporter der *New York Times* wurde oder ein berühmter Talkmaster. Aber sie waren förderlich dafür, genau das zu tun, was zur Entstehung der *GmG*-Buchserie führte. Und ich habe gelernt und begriffen, dass das kein Zufall war, sondern Chance und Fügung.

Ich schickte das erste Buch an einen Verleger, ein Buch mit dem Titel *Gespräche mit Gott* – was könnte anmaßender wirken? Die Wahrscheinlichkeit, dass der Verleger sagen würde: »Das müssen wir unbedingt veröffentlichen! Dieser Typ redet mit Gott!« ... lag bei eins zu einer Million. Und die Wahrscheinlichkeit, dass das Buch tatsächlich erschien und sich dann so rasant verkaufte, dass es nach wenigen Wochen auf der Bestsellerliste der *New York Times* stand und sich dort zweieinhalb Jahre hielt, war noch viel geringer.

Ich schaffte es also tatsächlich zur *New York Times*, aber auf anderem Weg! Alles fügte sich auf wunderbare Weise, und so erging es mir auch in all den Jahren danach.

Lass mich dir dazu eine Frage stellen ...
Du sprichst davon, dass deine Seele »sehr klar« deine Lebensumstände so auswählte, wie es ihrer Agenda am besten diente.

Für viele spirituelle Menschen ergeben sich daraus die Fragen: »Gibt es, bevor wir unser Leben hier auf dem Planeten beginnen, einen größeren Plan, dem unsere Seele folgt? Und gibt es dann in unserem Leben Situationen, in denen unsere Seele uns wieder ›auf Kurs bringt‹, wenn wir zu sehr von diesem ›größeren Plan‹ abzuweichen drohen?«

Meiner Ansicht nach müssen diese Fragen mit Nein beantwortet werden. Es gibt, im Hinblick auf Beruf und Karriere, keinen »größeren Plan«. Kein größerer Plan, der im Voraus für uns festgelegt wird, in dem Sinne, dass wir Metzger, Bäcker oder Kerzenmacher werden. Unsere Seele sagt nicht: »Du, Jim, wirst First Baseman bei den New York Yankees, du, Marie, wirst Rechtsanwältin in Alabama und du, Brit, wirst Ärztin in Kanada.«

Nein. Ein solcher Plan existiert nicht, soweit ich es verstehe.

In *Gespräche mit Gott* wird dafür die Metapher verwendet, dass uns die Farben auf der Palette zur Verfügung gestellt werden, aus denen wir dann in jedem Leben unsere Auswahl treffen – also welche Aspekte des Göttlichen wir jeweils zum Ausdruck bringen und entfalten möchten: Lila, Grün, Gelb, Blau, Rot. Aber niemand legt vorher fest oder schreibt uns vor, welches Bild wir in unserem Leben jeweils malen.

Es steht uns also frei, welches Bild wir auf die Leinwand unseres Lebens malen. In dieser Hinsicht besitzen wir Willensfreiheit. Aber die Farben werden uns mitgegeben. Es werden uns die Energien mitgegeben, die jene Seinszustände hervorbringen können, welche unsere Seele *in* uns, *durch* uns und *als wir* erfahren und erleben möchte.

In meinem jetzigen Leben ist es für mich offensichtlich, dass die Gaben, die mir mitgegeben wurden – die »Farben« auf meiner »Palette« –, Weisheit und Klarheit sind. Und die Herausforderungen, mit denen ich konfrontiert wurde, halfen mir, Geduld und Verständnis zu entwickeln.

Es waren also alle Farben auf meiner Palette, aber Gott sagt nicht: »Du musst das und das malen, und das *wirst* du auch tun.

Es muss eine Wiese sein, mit der Sonne in der oberen rechten Ecke, einer orangefarbenen Blüte unten links und einem kleinen Kind, das durchs Gras läuft.«

Also nein: Es gibt keinen Plan.

Ich verstehe. Wenn also die Seele »den Kurs korrigiert« - immerhin hast du ja von Situationen berichtet, in denen du das Gefühl hattest, du müsstest aufgrund deiner Fähigkeiten eigentlich Top-Journalist oder berühmter Talkmaster werden, was sich dann aber nicht manifestierte -, meinst du damit, dass du jetzt, im Rückblick, erkennst, wie dieser damalige scheinbare Misserfolg in Wirklichkeit der höchsten Entfaltung deiner Seelen-Agenda diente?

Nicht notwendigerweise der höchsten Entfaltung der Agenda meiner Seele ... Denn alle Seelen haben die gleiche Agenda. Die Agenda meiner Seele bestand nicht darin, dass ich Autor von spirituellen Bestsellern werden würde. In *Was wirklich wichtig ist* wird klar dargelegt, dass alle Seelen eine identische Agenda haben. Wir sprechen hier also nicht über eine spezielle Agenda meiner Seele, sondern davon, dass sich ein besonders geeigneter Weg für mich ergab, bestimmte Aspekte - bestimmte Farben auf meiner Palette - besonders zu erfahren und kennenzulernen.

Ja, das leuchtet mir ein. Aber etwas bereitet mir immer noch Probleme. Du erwähnst, dass diese Karrierepfade, die dich interessierten, als Journalist oder als Talkmaster, sich nicht so entfalteten, wie du es dir damals gewünscht hast, und zwar weil sie, wenn ich dich richtig verstanden habe, sich nicht optimal dafür eigneten, die Qualitäten zum Ausdruck zu bringen (unter anderem Weisheit und Klarheit), die zu entfalten deine Seele in diesem Leben hierhergekommen ist.

Woher weiß denn deine Seele, dass ein bestimmter Weg nicht das Richtige für dich ist? In welchem Zusammenhang steht der Umstand, dass diese von dir damals erhofften Möglichkeiten nicht zum Tragen kamen, zu dem »Wissen« deiner Seele, was du mit deinem Leben anfangen sollst?

Oh! Nicht, was ich damit anfangen soll, sondern welche Chancen sich mir eröffnen.
Die Seele weiß nicht nur bestimmte Dinge. *Die Seele weiß alles.*
Es geht immer darum, ob bestimmte Energien zusammenpassen. Die Seele spürt die Energie einer bestimmten Aktivität (tatsächlich spürt sie *immer* die Energie ... von allem die Energie dessen, was wir denken, sagen und tun). Und wenn die Energien nicht zueinander passen – also nicht kompatibel sind –, ist es für sie einfach schwieriger zu verschmelzen. Es ist dann wie der Versuch, Öl und Wasser zu mischen.
Wenn dir ein Mensch zum ersten Mal begegnet, woher weißt du, dass dieser Mensch dir guttun wird? Wie ist »Liebe auf den ersten Blick« möglich? Wie kommt es, dass die Seele alles weiß? Wie arbeiten Bewusstsein und Seele zusammen, sodass wir Dinge intuitiv verstehen?
Die Frage ist viel weitreichender als nur: »Woher weiß die Seele, dass eine bestimmte Berufswahl für dich nicht die richtige ist?« Woher weiß die Seele: »Nein, nein, bieg hier nicht nach links ab, bieg rechts ab.« Du biegst also in einer fremden Stadt, in der du noch nie warst, nach rechts ab, weil du diesen intuitiven Impuls spürst, und so kommst du genau dahin, wo du hinwillst. Und alle deine Mitfahrer applaudieren und sagen: »Woher wusstest du das bloß?« Und du sagst zu ihnen: »Ich habe keine Ahnung, woher. Ich hatte einfach das Gefühl, an der letzten Ecke nach rechts abbiegen zu müssen, nicht nach links.«
Die Seele weiß alles. Für sie ist niemals etwas unklar – ob groß oder klein, wichtig oder unwichtig. Als die Seele sich bewusst wurde, dass mein Wachbewusstsein die Wahl getroffen hatte, Radio-Talkmaster zu werden, sagte die Seele: »Weißt du, du kannst das machen, wenn du es willst. Du kannst immer tun und lassen, was du willst. Werde ruhig Talkmaster. Ich werde dich nicht davon abhalten.«
Die Seele mischt sich nicht ein, sie interveniert nicht und verhindert, dass etwas geschieht. Es ist nicht so, dass deine Seele

deine Aktivitäten und die Entwicklung der Dinge in deinem Leben steuert. Aber die Seele strahlt Energien aus, die durch den Körper und das Sein - das dreiteilige Sein, das wir sind - fließen. Und wenn diese Seelenenergien sich nicht in Harmonie zu hereinkommenden Energien befinden, die uns Möglichkeiten bieten, eine bestimmte Beziehung einzugehen, einen bestimmten Karriereweg einzuschlagen oder zum Beispiel den Wohnort zu wechseln, dann fühlt sich die Sache für uns »nicht richtig« an. Und es treten Schwierigkeiten auf, die Dinge »fügen« sich nicht.

Wie oft kommt es vor, dass Leute, die auf der Suche nach einem Haus sind, ein Objekt besichtigen, das der Makler ihnen anbietet, und sogleich, wenn sie den Fuß hineinsetzen, wieder kehrtmachen. Und der Makler sagt: »Aber Sie haben es sich ja gar nicht richtig angeschaut.«

»Das muss ich auch gar nicht. Mir hat es genügt, einen Blick ins Wohnzimmer zu werfen.«

Nehmen wir ein noch alltäglicheres Beispiel: Du bist zu einem wichtigen Abendessen eingeladen und ziehst das dafür perfekt erscheinende Outfit an. Doch du kommst nur bis zur Haustür. Gerade als du die Hand auf den Türgriff legst, hältst du plötzlich inne, gehst ins Schlafzimmer zurück und ziehst dich noch einmal komplett um!

Es geht also um energetische Harmonie. Ist es das?

Ja, das ist sehr schön ausgedrückt. Es geht um die energetische Harmonie. Es geht um die energetische Signatur, die sich mehr »in Harmonie« mit dem höchsten Selbstausdruck befindet, der momentan möglich ist, sodass jener Teil der Agenda deiner Seele erfüllt werden kann, der gerade offenbar wird.

Und woher wissen wir, dass wir den gegenwärtigen Augenblick so nutzen, wie es optimal der Agenda unserer Seele entspricht?

Die Antwort auf diese Frage lautet, dass man es daran merkt, ob die Dinge sich mit einer gewissen Leichtigkeit entfalten oder ob allerlei Schwierigkeiten und Hindernisse auftreten.

Hmmm.

Deswegen sagen die meisten spirituellen Philosophen: »Versuche nicht, gegen die Strömung anzukämpfen.«

Ja! »Rudere dein Boot sanft flussabwärts.«

Steige nicht ins Boot und kämpfe gegen den Fluss an! Achte bewusst darauf, ob die Dinge »im Fluss sind«. Beharre nicht darauf, deinen Willen durchzusetzen. Beobachte, wie das Leben sich auf optimale Weise entwickelt und entfaltet.

Die Seele wird sich dir niemals in den Weg stellen, wie du dich auch entscheidest. Aber die Seele lässt dich die Energien spüren, so gewiss wie du auch alles spürst, was in deiner physischen Umwelt vor sich geht. Und indem sie dir zeigt, welche Energien besonders harmonisch sind, bereitet die Seele dir einen Weg, der in größerer Harmonie zu der Agenda steht, die du für dieses Leben selbst gewählt hast.

Um noch einmal die Palette als Metapher zu verwenden ... sagen wir, die Seele stattet deine Palette mit sehr viel mehr Grün aus – tonnenweise Grün – aber sehr wenig Beige, Rot oder Gelb. Auch davon ist etwas da, aber nicht in dieser Menge. Das ist so, weil die Agenda der Seele für dieses Leben vorsieht, dass du darin Grün mehr benutzen sollst als jede andere Farbe.

Wie gesagt, es ist eine Metapher. Im Rahmen dieser Metapher wäre es mir nicht verboten, auf meine Leinwand das Bild einer Großstadt mit vielen Hochhäusern zu malen, aber es wäre viel einfacher, eine große Wiese zu malen, mit einem Wald im Hintergrund.

Was die »Malmöglichkeiten« auf meiner Palette angeht, würde die Seele sehen, dass »Talkmaster« oder »Zeitungsreporter in New York« nichts ist, was sich in großer Harmonie zu meiner Energie befände. Meine Seele hat mich aber nicht daran gehindert, einen solchen Berufsweg einzuschlagen. Es ging einfach nur darum, was besser im »Energiefluss« und daher einfacher für mich war.

Das Leben geht immer mit dem Flow. Das, was uns am leichtesten fällt, ist oft das, was wir als unsere Naturtalente bezeichnen. Ich hatte ein Talent fürs Radio, ja, das stimmt, und auch ein journalistisches Talent. Aber die Farbe, die auf meiner Palette am meisten vorhanden war, machte es mir leicht, in meinem Leben ein anderes Bild zu malen. Und deshalb schreibe und spreche ich heute über das Leben und über Gott.

In gewisser Weise tut unser wachbewusster Verstand gut daran, aus dem Weg zu gehen und unsere unbedeutenden mentalen Wünsche, wie zum Beispiel ein berühmter Talkmaster oder Star-Reporter zu werden, vom Tisch zu nehmen.

Alles klar!

Manchmal können wir das aber erst, wenn wir bemerken, dass der Wunsch sich nur schwer verwirklichen lässt. Oder gar nicht. Ein spiritueller Meister ist also jemand, der aufmerksam beobachtet, was geschieht und was nicht geschieht. Und mit allem einverstanden ist. Deshalb gab Byron Katie in ihrem großartigen Buch *Lieben was ist* uns allen diesen wertvollen Rat.

Ich habe das Buch gelesen – es ist wundervoll!

Und das, was ich eben sagte, ist die zentrale Aussage dieses Buches: Wir sollen aufmerksam beobachten, was geschieht, und damit aufhören, mit dem Leben zu streiten, uns mit ihm »anzulegen«.

Es gelingt dir wunderbar, dass die Dinge so schön, so einfach, so perfekt klingen. Ganz wie Byron Katie auch!
Ich möchte kurz auf ein Video-Interview mit dir zu sprechen kommen, Neale ... eines, in dem du auf den Vorgang der Persönlichen Schöpfung und auf das Gesetz der Anziehung *eingehst.*
Du sprichst darüber, dass so viele von uns bestrebt sind, äußere Dinge zu manifestieren – und beziehst dich dabei auf den New-Age-Film The Secret, *in dem gezeigt wird, wie die Leute versuchen, einen neuen Sportwagen in ihr Leben zu ziehen, der dann vor dem Haus parkt, ein neues Fahrrad für ihr Kind oder ein Diamantcollier. In dem Film geht es fast ausschließlich um materielle Dinge!*
Es gefällt mir sehr, was du in dem Interview dazu sagst: »Wenn wir tatsächlich über diese unglaubliche Macht verfügen, alles in unser Leben zu ziehen, was wir uns wünschen, warum handelt dann nicht eine Minute – keine einzige Minute – dieses Films davon, wie wir Dinge in unser Leben ziehen können, die wirklich wichtig sind? Zum Beispiel den Weltfrieden? Die Beendigung allen Leids? Oder bessere Menschen zu werden?«
Du weist in dem Video darauf hin, dass viele Menschen all diese äußeren Manifestationen besitzen – den perfekten Job, den perfekten Partner oder das perfekte Haus – und trotzdem todunglücklich sind. Und weiter sagst du, dass »man nur wenige unglückliche Menschen trifft, die Geduld, Mitgefühl, Weisheit, Verständnis und Liebe ausstrahlen«. Denn wer sich auf das Manifestieren dieser Eigenschaften konzentriert, ist einfach selten unglücklich.
Die wichtigste Botschaft deines Videos besteht also – wenn ich es richtig verstanden habe – darin, dass es beim Gesetz der Anziehung weniger darum geht, Dinge zu manifestieren, die sich außerhalb von uns befinden, sondern darum, innere Qualitäten zum Ausdruck zu bringen. Mit anderen Worten, es geht darum, in der Welt in einer Weise in Erscheinung zu treten, bei der unser eigenes Sein zu dem Reichtum wird, den wir zuvor durch materielle Besitztümer und Erfolge erleben wollten.

Ich stimme dir zu, möchte aber ergänzen, sozusagen als Nachtrag, dass beides sich nicht gegenseitig ausschließt.

Das heißt, wir müssen unsere weltlichen Hoffnungen, Wünsche und Träume und unseren Ehrgeiz nicht aufgeben. Ich glaube, dass der Weg, den du gerade beschrieben hast, uns zutiefst glücklich macht: ein Weg, bei dem wir bestrebt sind, das Höchste und Beste unserer Menschlichkeit in der Welt zum Ausdruck zu bringen, unser Wahres Sein.

Aber ich denke nicht, dass die beiden Manifestationsmethoden sich gegenseitig ausschließen. Ich glaube, es ist vollkommen okay, wenn wir bestimmte erwünschte materielle Manifestationen visualisieren und versuchen, sie zu erschaffen. Doch der Meister tut dies, ohne krampfhaft ein bestimmtes Resultat zu erwarten. Er *verlangt* nichts vom Leben, macht Glück, Lebensfreude und Zufriedenheit nicht davon abhängig, dass Wünsche sich genau in der Form manifestieren, wie sie visualisiert wurden – oder dass sie sich überhaupt manifestieren.

Der Meister ist jemand, der sagt: »Das, oder etwas Besseres.«

Was für eine Art zu leben! Und im Grunde werden bestimmte äußere Manifestationen ja durch das magnetisch angezogen, was wir sind, nicht wahr?

Doch so, wie ich es verstehe, muss das Innere dem Äußeren vorangehen ...

»Euch aber muss es zuerst um sein Reich und um seine Gerechtigkeit gehen; dann wird euch alles andere dazugegeben.«[5]

Und wie du sagst, sind Meister in der Lage, auf eine Art durchs Leben zu gehen, dass sie gegenüber gewünschten Resultaten eine losgelöste Haltung einnehmen. Für sie ist alles, was geschieht, nicht nur völlig in Ordnung, sondern dient ihrem höchsten Wohl.

Genau. Und deswegen sagte ich vorhin, dass aus Hoffnung Glaube und aus Glaube Wissen wird, wenn wir zu der Einsicht gelangen, dass jedes mögliche Resultat perfekt ist, dass sich in jedem Augenblick Vollkommenheit in unserem Leben und auch durch unser Leben manifestiert, wie auch immer der äußere Anschein sein mag. Und angesichts der Tatsache, dass wir alle spirituelle Wesen sind, *kann* es nur Vollkommenheit geben. Nichts, was wir erleben oder was uns widerfährt, ist in irgendeiner Weise unvollkommen. Indem wir diese unabänderliche Wahrheit erkennen und akzeptieren, gelangen wir zu innerem Frieden.

Im ersten Buch der *Gespräche mit Gott* gehörte das zu den wichtigen spirituellen Prinzipien. In Band 3 gibt es einen Satz aus nur drei Worten, den ich niemals vergessen werde. Ich war zutiefst beeindruckt, als ich ihn zum ersten Mal hörte:

»Sieh die Vollkommenheit.«

Frieden entsteht daraus, dass wir diese Vollkommenheit sehen.

Das ist wunderschön.
Diese drei Worte.

Nun, sie haben mein Leben verändert.

Es ist nicht so, dass mir das ständig gelingt, denn es kommt immer wieder vor, dass ich in mein »lokal begrenztes Selbst«, mein »kleineres Selbst« hineingerate, und dann sehe ich die Vollkommenheit dessen, was gerade im Moment geschieht, nicht. Ich verstehe es nicht. Aber es gibt eben auch die Zeiten, in denen es mir gelingt, sie zu sehen – oder eher, in denen ich aufhöre, es verstehen zu wollen, sondern es einfach als wahr akzeptiere. Und es gelingt mir immer öfter. In letzter Zeit bin ich häufiger und länger in diesem Zustand.

Interessant daran ist auch, dass manche Leute den Eindruck haben, ich stünde dem, was um mich herum vorgeht, heute distanzierter, gleichgültiger gegenüber, weil ich mich nicht mehr wie früher in die »Lebensdramen« der anderen hineinziehen lasse. Ab und zu geschieht das noch, aber lange nicht mehr so oft wie früher. Also sagen die Leute: »Er wird älter und distanzierter.«

Aber ich glaube nicht, dass das eine Frage des Alters ist. Ich bin nur zu mehr Klarheit gelangt – das hätte aber auch schon geschehen können, als ich 33 war. Man muss nicht erst 71 werden, um diese Dinge erkennen und verstehen zu können, nur bei *mir* hat es so lange gedauert – aber jetzt bin ich mir darüber im Klaren, dass es ein sehr wirksamer Weg zum Frieden ist, in allem, was geschieht, die Vollkommenheit zu sehen.

Aber noch mehr als ein Weg zum Frieden ist es ein außergewöhnlich wirksames Hilfsmittel, um das jeweils Bestmögliche in der äußeren Welt zu manifestieren. Denn dann leiste ich dem, was geschieht, keinen Widerstand.

In *Gespräche mit Gott* heißt es: »Etwas, dem du dich widersetzt, bleibt bestehen. Was du dir anschaust, das verschwindet. Das heißt, es verliert seine illusionäre Form.« Wir sehen es als das, was es wirklich ist. Das ist die perfekte Gelegenheit für mich, zu offenbaren und zu verkünden, zum Ausdruck zu bringen und zu erfüllen, zu werden und zu erleben, Wer Ich Wirklich Bin, und zwar in Bezug zu dem, was gegenwärtig in meinem Leben geschieht.

Also sage ich: *Danke, Gott.*

Und aus einem Zustand der Wut, Frustration, Verbitterung und des Widerstandes gelange ich zur Dankbarkeit.

Du sagst oft, dass das beste Gebet ein Dankgebet ist, bei dem wir dafür danken, dass die perfekte Lösung bereits zu uns unterwegs ist.

Ja. Mein Lieblingsgebet lautet: »Danke, Gott, für die Erkenntnis, dass dieses Problem bereits für mich gelöst wurde.« Dieses kleine Gebet habe ich schon viele Male angewendet.

Aber letztlich läuft es immer auf die Frage hinaus: Warum bin ich hier? Was ist der Sinn meines Lebens?

Das, worauf wir hoffen, das, woran wir glauben, und das, was für uns zur Gewissheit wird, ist, dass unser Leben in jedem Augenblick von uns allen gemeinsam erschaffen wird und sich jedem Einzelnen von uns in vollkommener Weise präsentiert, sodass das Göttliche sich durch uns manifestieren kann, beo-

bachtbar wird durch die individuelle und kollektive Erfahrung des Menschseins.
Wenn wir also über die Verbindung von Spiritualität und Körperlichkeit sprechen, erkennen wir, dass diese Verbindung dort besteht, wo die Agenda von beiden identisch ist.
Daran erkennen wir, dass das »Spirituelle« und das »Körperliche« eine Verbindung eingegangen sind: daran, dass beide eine identische Agenda verfolgen.

Ich danke dir.
Vorhin sagtest du, dass wir erkennen können, ob wir auf dem richtigen Kurs sind, wenn wir energetische Harmonie spüren. Das heißt, wenn die Dinge sich fügen und alles gut im »Flow« ist.
Um das im Alltag praktisch anwenden zu können, möchte ich dich fragen, ob wir diesen »Punkt der Verbindung zwischen Spirituellem und Körperlichem« dann erreicht haben, wenn wir in unserem Leben diese Harmonie, dieses Gefühl der Leichtigkeit verspüren? Im Gegensatz dazu, dass wir uns vorher nervös und gestresst fühlten und den subtilen Eindruck hatten, dass etwas in unserem Leben irgendwie »falsch« läuft?
Du sagst also, wenn wir zu diesem Punkt gelangen, verändert unser Leben sich dahingehend, dass alles leichter, harmonischer verläuft. Jedenfalls meistens ...
Und dass wir endlich anfangen, die Vollkommenheit wirklich *zu sehen? Sind das die Anzeichen, an denen wir es erkennen?*

Ja, daran erkennen wir es. Es gibt noch ein anderes Erkennungszeichen, nämlich, dass ich mich selbstlos fühle. Das heißt, ich merke, dass ich mich selbst aus dem Bild herausnehme. Ich merke, dass ich fast automatisch nach dem strebe, was für alle Beteiligten das Beste ist, und das Universum dazu einlade, genau das zu manifestieren. Ich denke nicht mehr an mich, sondern bete dafür, hoffe darauf, glaube daran oder *weiß*, dass das Höchste und Beste *für alle* geschieht. Das ist für mich der zweite Weg zum inneren Frieden.

Ich nehme einfach meine persönlichen Wünsche, Hoffnungen und Träume aus dem Spiel, es sei denn, sie stehen im Einklang mit dem höchsten Wohl aller Beteiligten.

Das habe ich in meinem Leben schon einige Male getan. Ich habe dieses Gebet tatsächlich artikuliert. Wenn ich einen bestimmten Wunsch hatte, sagte ich zu Gott: »Möge dies geschehen, wenn es dem höchsten Wohl aller Beteiligten dient.« Man kann dieses Gebet aber auch anwenden, wenn man kein bestimmtes Resultat im Sinn hat: »Möge geschehen, was dem höchsten Wohl aller Beteiligten dient.«

Das ist ein segensreiches Gebet, und es ist ein gesegneter Augenblick, wenn ein Mensch auf diese Weise betet.

Ich erinnere mich an einige Schlüsselmomente in meinem Leben, in denen ich dieses Gebet anwandte, und ich kann dir versichern, dass sogleich alle Anspannung, aller Stress, aller Druck, alle Angst von mir abfielen. Sie lösten sich einfach auf, sobald ich mich selbst und meine persönlichen Wünsche vom Tisch nahm.

Im Nachhinein wurde mir bewusst - und damit will ich mich keinesfalls zum Heiligen stilisieren -, dass auch Jesus diese Worte sagte. Im Garten Gethsemane sagte er: »Vater, wenn du willst, nimm diesen Kelch von mir! Aber nicht mein, sondern dein Wille soll geschehen.«[6] Und in diesem Moment gab er jeden Widerstand gegen das, was geschah, auf und fand wieder zu innerem Frieden.

Was für beeindruckende Worte! Das erinnert mich an das Buch Was wirklich wichtig ist, *in dem du zu dem einfachen, doch tiefgründigen Schluss gelangst, dass es einzig und allein darauf ankommt, was wir uns wünschen. Doch muss das mit sorgfältiger Beachtung des spirituellen Hintergrundes interpretiert werden, damit keine Missverständnisse aufkommen. Es geht nicht um die kleinen persönlichen Wünsche unseres individuellen Egos, sondern um unser größeres Selbst. Nur in diesem Sinn gilt, dass es allein darauf ankommt, was wir uns wünschen.*

Denn gemeint ist: das, was Gott wünscht. Denn Gott ist das größere Selbst, das All-Eine, von dem wir hier reden.

Und in Wirklichkeit sind wir alle Eins. Das ist die zentrale Botschaft der neuen Spiritualität an die Menschen von heute. Alles ist Eins. *Wir alle sind Teil des Einen Was Ist. Wenn wir daher über unsere Wünsche sprechen, meinen wir die Gesamtheit der Wünsche der Menschheit und, in einem noch umfassenderen Sinn, allen Lebens.*
Wir geben also unseren Widerstand auf, weil wir erkennen, dass alles, was geschieht, genau deshalb geschieht, weil es der größeren Agenda des Lebens dient. Das heißt, alle Dinge fließen in Harmonie mit »dem Wunsch«. Es geht lediglich darum, dass wir unsere kleineren persönlichen Wünsche in Einklang mit den größeren Wünschen des Lebens als Ganzem bringen.

Richtig. Mit den Wünschen des Einen, also Gott.

Absolut! Im Lauf der Jahre, die ich mich nun schon mit deinem Werk befasse, erkenne und begreife ich immer mehr, dass das, was wirklich meinem Wohl dient, das ist, was dem Wohl anderer Menschen dient. Das heißt, bei meiner persönlichen Erfüllung geht es mir immer weniger um meine individuelle Geschichte, sondern mehr und mehr darum, dass ich der Agenda der Menschheit insgesamt diene, im Einklang mit der Idee, dass wir alle Eins sind.
Deshalb arbeite ich nicht mehr ausschließlich als Ärztin, obwohl viele das als »erfolgreiche Karriere« ansehen würden. Ich widme mich der Aufgabe, etwas Größeres, etwas anderes zu leisten ... etwas, das, für mein Verständnis, mehr im Einklang damit steht, was ich für den Planeten Gutes bewirken möchte.
Ich möchte Heilung nicht nur auf der körperlichen Ebene ermöglichen, sondern spirituell. Ich möchte nicht nur Ärztin für den Körper sein, sondern auch für die Seele. Und dabei geht es mir nicht um meine individuelle Seele, sondern um die Seele der ganzen Menschheit. Die Seele des

Planeten. Und die Seele des Lebens – was letztlich bedeutet, es zu ermöglichen, dass Gott sich durch jeden von uns ausdrücken kann.
Ich meine, du hast mein Leben so sehr verändert, Neale. Wie könnte ich da nicht den tiefen Wunsch haben, das Gleiche für andere zu tun?

Das ist ausgezeichnet. Aber lass mich etwas hinzufügen, wenn ich darf. Ich weiß, was du meinst, wenn du sagst, dass du nicht nur Ärztin für den Körper, sondern für die Seele sein möchtest. Aber um Verwirrung bei den Lesern zu vermeiden, sollten wir klarstellen, und ich bin mir sicher, du bist dir dessen bewusst, dass die menschliche Seele keiner »Heilung« bedarf.
Ein »Arzt für die Seele« kümmert sich deshalb nicht um die Seele, sondern darum, dass die Seele sich frei ausdrücken kann. Ich finde, das ist ein wichtiger Unterschied. Weil dir die Seele wichtig ist – nicht nur die individuelle Seele, sondern, wie du sagtest, die Seele des Planeten und des Lebens –, sehe ich voraus, dass du in Zukunft Körper und Bewusstsein des einzelnen Menschen ebenso wie unserem Planeten und dem Leben insgesamt etwas anbieten wirst, das man »Seelenmedizin« nennen könnte.
Ein »Seelenarzt« kann etwas ganz Neues sein, jemand, der eine ganz neue Ebene des Wohlbefindens erschafft. Deine Aufgabe wird darin bestehen, in den Menschen die Bewusstheit für die Seele zu wecken. Du wirst nicht nur beschreiben, wo Spiritualität und Körperlichkeit sich treffen (was viele Mitglieder des traditionellen Klerus versuchen), sondern die Verbindung von beidem aktiv herstellen, ein metaphysisches Resultat hervorbringen, nicht bloß in der Theorie, sondern als konkrete Lebenserfahrung im menschlichen Alltag.
Erinnere dich, als Seelenärztin, daher an die wunderbaren Worte Rumis, des großen Sufi-Mystikers aus dem 13. Jahrhundert: »Wo auch immer du bist, sei die Seele dieses Ortes.«

Ärzte und der Tod: Wann sind Wiederbelebungsmaßnahmen angebracht?

Für mich als Angehörige eines traditionellen medizinischen Berufs gibt es etwas, das wir in diesem Buch unbedingt ansprechen sollten: unsere Angst vor dem Tod.
Wir haben uns gerade mit dem Vorgang der Persönlichen Schöpfung befasst und damit, wie wir Teil des »Flows« werden können, also zu mehr Frieden und mehr Einklang mit dem Leben finden, das wir erschaffen wollen. Eines der größten Hindernisse auf dem Weg dahin scheint mir unsere Angst vor dem Tod zu sein und die in unserer Kultur verbreitete Weigerung, sich dieser Angst zu stellen und sich mit ihr auseinanderzusetzen.
Deshalb war die Erfahrung in der Pathologie für mich so inspirierend und befreiend. Dort erhielt ich Gelegenheit, mit eigenen Augen zu sehen, dass wir so viel mehr als unsere Körper sind. Und diese Erkenntnis ermöglicht es mir, ein spirituelleres Leben zu führen. Denn wenn wir Angst vor dem Sterben haben, haben wir im gleichen Maße auch Angst davor, wirklich zu leben.

Das ist zweifellos richtig.

Daher möchte ich dich fragen: Wie können wir unsere Angst vor dem Tod überwinden? Hast du hierzu einige praktische Vorschläge?
Bei meiner Arbeit im Krankenhaus habe ich, was Leben und Sterben angeht, eine Menge gesehen, und zu den wertvollen Geschenken, die ich dabei empfing, gehört die an Sicherheit grenzende Zuversicht, dass sich im Mo-

ment unseres »Dahinscheidens« für uns ein Tor zu neuen, wunderbaren Möglichkeiten öffnet. Ich spüre in mir ein intuitives Vertrauen, dass sich hier wunderbare Dinge ereignen, die für unsere Augen unsichtbar sind.
Stelle dir einen Menschen vor, der von Geburt an blind ist. Wenn wir ihm nichts von all den Dingen erzählen, die er nicht sehen kann, hätte er überhaupt keine Ahnung, dass diese Dinge existieren! Und, ganz ähnlich: Wenn jemand taub geboren wird und wir ihm die schönen Klänge eines Orchesters nicht beschreiben oder das melodiöse Rauschen eines Baches oder das majestätische Tosen der Meeresbrandung oder den süßen Klang der Stimme eines geliebten Menschen, hätte er keine Ahnung, was ihm entgeht.
Aus wissenschaftlicher Sicht glauben wir, dass wir über fünf Sinne verfügen, und wir nehmen an, dass diese fünf Sinne alles erfassen, was es im Leben zu erfahren gibt. Wenn einer dieser Sinne fehlt, entgeht uns eine ganze Erfahrungswelt, und wir wüssten es nicht, würde uns nicht jemand von dieser Welt erzählen.
Daher steht für mich fest, dass es im Leben weit mehr gibt, als unsere Augen sehen können. Und ich glaube, dass der Tod kein Ende bedeutet, im strikten Sinn des Wortes, sondern einen Neubeginn. Wenn wir sterben, haben wir die Entscheidung getroffen, die nächste Phase unserer Seelenreise zu beginnen.
Während meiner akademischen Ausbildung – sozusagen meiner »Erziehung« durch die Schulmedizin – wurde mir vermittelt, dass der Tod das schlimmste aller möglichen Resultate sei, weswegen er um jeden Preis vermieden werden müsse. Daher hielten wir, falls keine dem widersprechende Patientenverfügung vorlag, Menschen auch dann noch künstlich am Leben, wenn ihr Körper eigentlich nicht mehr »funktionierte« und man von einem Leben, das sich zu leben lohnt, nicht mehr sprechen konnte. Aber wir zogen es vor, sie am Leben zu halten, statt den Tod als Resultat zu akzeptieren. Diese Einstellung erscheint mir grundfalsch.

Brit, ich weiß, dass ich damit nicht deine eigentliche Frage beantworte, aber ich möchte an dieser Stelle etwas sehr Wichtiges sagen.

Nicht der Arzt sollte diese Entscheidung treffen.
Daher ist es vollkommen richtig, wenn die Medizin in den Fällen, in denen keine Patientenverfügung vorliegt, dem Erhalt des Lebens absolute Priorität einräumt.
Ich vertrete die Auffassung, dass kein Arzt in einem Operationssaal oder irgendeiner anderen Situation die moralische oder die spirituelle Autorität besitzen sollte zu sagen: »Also, wisst ihr was? In diesem Fall ist der Tod genauso gut wie das Leben, und wenn wir diesen Menschen reanimieren oder einen an ein Wunder grenzenden Weg finden, ihn am Leben zu halten, ist seine Lebensqualität vermutlich nicht mehr besonders hoch. Also lassen wir ihn sterben. Denn nach meiner Einschätzung ist er tot einfach besser dran.« Diese Einschätzung sollte niemals ein Arzt treffen, sondern nur der Patient selbst oder die von ihm benannte Vertrauensperson.
Das Problem besteht also nicht darin, dass die Ärzte dem Vorurteil unterliegen, das Leben um jeden Preis erhalten zu wollen. Das Problem besteht darin, dass dann, wenn ein Patient lebendig und bewusst ist und sich entscheidet, sein Leben unter bestimmten Bedingungen nicht fortsetzen zu wollen (nachdem es von den Ärzten gerettet wurde), ihm nicht die Autorität über sein eigenes Leben eingeräumt wird, die der Arzt über es hat!
Man räumt den Patienten also weniger Autorität über ihr eigenes Leben ein als den Ärzten im Operationssaal. In zu vielen Situationen können Patienten nicht sagen: »Wissen Sie, ich danke Ihnen, dass Sie mir das Leben gerettet haben, aber in diesem Zustand will ich nicht weiterleben. Ich will sterben.« Sie haben weniger Macht, darüber zu entscheiden, als der Arzt sie hatte!
Die Ärzte sind dazu verpflichtet, sich für das Leben der Patienten zu entschließen, die Patienten selbst können sich in solchen Momenten jedoch oft nicht frei zwischen Leben und Sterben entscheiden und besitzen somit weniger Autorität über ihr eigenes Sein als die Ärzte.

Das Problem liegt also nicht darin, dass der Arzt sich für das Leben entscheidet und alles in seiner Macht Stehende tut, das Leben eines Menschen zu erhalten. Das sollten die Ärzte auf jeden Fall tun, falls keine anders lautende Patientenverfügung existiert oder der Patient nicht selbst entscheiden kann, ob er mit dieser eingeschränkten Lebensqualität weiterleben möchte – und auch nicht der von ihm selbst bestimmte Bevollmächtigte oder nahe Angehörige diese Entscheidung treffen können. Nachdem die Ärzte getan haben, was sie konnten, um das Leben des Patienten zu retten (und angenommen, sie haben damit Erfolg, und er überlebt, allerdings mit stark reduzierter Lebensqualität), dann können sie zu dem Patienten sagen: »Entscheiden Sie sich dafür, unter diesem Umständen weiterzuleben? Oder entscheiden Sie sich für das, was wir auf dieser Erde ›sterben‹ nennen? Entscheiden Sie sich dafür, dieses physische Leben zu beenden?«

Wenn der Patient darauf mit Ja antwortet, sollte ein mit ärztlicher Hilfe durchgeführter Suizid erlaubt sein. Jenem Berufsstand, der das Leben dieses Menschen rettete, sollte es auch möglich sein, das Sterben zu erlauben, wenn der Patient (oder sein Bevollmächtigter) sich nach reiflicher Überlegung sowie dem Abklären der geistigen Verfassung und der damit zusammenhängenden Entscheidungsfähigkeit dazu entschließt. Aber es ist wichtig, dass wir den Tod als eine *Fortsetzung des Lebens* verstehen. Und solange wir dies nicht spirituell verstehen, wird es immer diejenigen geben, die glauben, dass der Arzt mehr Autorität über den Körper eines Patienten ausüben sollte als der Patient selbst.

Es ist Zeit, dass wir als Gesellschaft erwachsen werden. Wir müssen begreifen, dass wir das Leben eines Menschen in einer solchen kritischen Situation retten, um ihm eine Entscheidung zu ermöglichen. Nicht wir, als Ärzte oder als Gesellschaft im weiteren Sinne, sollten diese Entscheidung für die Patienten treffen.

Es ist also richtig, dass wir sie am Leben halten, um sie selbst entscheiden zu lassen, welche Lebensqualität für sie akzeptabel ist. Wenn sie wieder bei klarem Bewusstsein sind (oder Angehörige zugegen sind, die eine bewusste Entscheidung an ihrer Stelle treffen dürfen und können), sollten wir sagen: »Möchtest du den Rest deines Lebens in dieser eisernen Lunge verbringen? Möchtest du dein ganzes weiteres Leben vom Hals abwärts gelähmt verbringen? Möchtest du auf künstliche Ernährung angewiesen sein? Möchtest du mit künstlichem Darmausgang leben?« Und wenn die Patientin oder der Patient antwortet: »Wissen Sie was? Ich will das nicht«, dann sollte der behandelnde Arzt sagen: »In Ordnung. Ich kann das verstehen und mache Ihnen deswegen keinerlei Vorwürfe. Hier, nehmen Sie heute Abend diese Tabletten. Sie werden sanft einschlafen, und am nächsten Morgen kümmern wir uns liebevoll um Ihren Körper und geben ihn zur Bestattung frei.«

Hier liegt das Problem. Wir geben den Menschen - individuellen menschlichen Wesen - nicht die Autorität über ihr eigenes Leben, die wir den Ärzten über dieses Leben einräumen.

Doch wenn im Operationssaal keine Patientenverfügung vorliegt, die festlegt, dass »Maßnahmen zur künstlichen Lebensverlängerung unterlassen werden sollen«, dann will ich, dass die Ärzte tun, was in ihrer Macht steht, um mein Leben zu retten. Ich will nicht, dass sie aufgrund ihrer *Mutmaßung* handeln, ich wolle nicht weiterleben. Diese Entscheidung dürfen sie nicht treffen. Das ist allein meine Sache.

Ich will also, dass alle Wunder der modernen Medizin eingesetzt werden, um mich am Leben zu halten. Damit ich danach ganz bewusst zu meinen Ärzten und meiner Familie sagen kann: »Wisst ihr, ich werde jetzt entscheiden, ob ich weiterleben oder sterben will.«

So wie die Frau, über die kürzlich in den Nachrichten berichtet wurde. Sie verkündete öffentlich - gegenüber den Zeitungen und dem Fernsehen - den Tag ihres Todes. Sie wählte das

Datum selbst, verabschiedete sich feierlich von ihrer Familie, nahm das entsprechende Medikament und schlief friedlich ein.

Ja, diesen Fall kenne ich. Das war die 29-jährige Brittany Maynard, bei der ein unheilbarer Gehirntumor diagnostiziert wurde, ein »Glioblastom«.[7]
Sie hätte es vorgezogen weiterzuleben, wenn sie gesund gewesen wäre (sie versicherte glaubhaft, dass sie nicht sterben wollte). Doch da keinerlei Aussicht auf Heilung bestand, beschloss sie, noch sechs Monate mit den Menschen zu verbringen, die sie liebte, und dann zu sterben (was im Bundesstaat Oregon durch den Dying with Dignity Act *- »Gesetz für ein Sterben in Würde« - erlaubt ist).*
Sie erklärte öffentlich, dass sie es vorzog, in Würde zu sterben, statt die ständig zunehmenden Beeinträchtigungen durch den tödlichen Gehirntumor in Kauf zu nehmen.
Maynards Fall erregte in den Medien große Aufmerksamkeit, und ich denke, das Gute an der Entscheidung dieser jungen Frau war, dass sie damit der Welt die Augen für eine neue Sicht auf den Tod und das Sterben öffnete. Sie lieferte ein reales Beispiel dafür, wie es ist, wenn ein Patient diese Wahl frei treffen darf.

Ja. Und so sollte es sein. Jedenfalls in einer fortschrittlichen, intelligenten Zivilisation.
Wir sind darauf angewiesen, dass die Ärzte jedes medizinische Wunder aufbieten, das ihnen zur Verfügung steht, um unser Leben zu erhalten, und zwar um uns die Möglichkeit zu geben, selbst darüber zu entscheiden.

Ja, das leuchtet mir ein.

Und ich sage das so oft - jetzt schon zum fünften Mal - damit du dein Denken änderst.

Und dich rette, Neale?

Natürlich! Wenn ich mich auf dich, meine Seelenfreundin und behandelnde Ärztin, nicht verlassen kann, auf wen dann? Ich hänge davon ab, dass du weißt, nicht darüber entscheiden zu dürfen, was das Beste für mich ist. Das ist mein Job. Dein Job ist es, mich am Leben zu halten, sodass ich diese Entscheidung treffen kann.

Ja, da hast du recht.

Ich möchte nicht, dass du darüber so negativ urteilst und sagst: »Die Ärzte sollten nicht unter allen Umständen Leben erhalten.« Natürlich sollen sie das! Darum geht es doch in der Medizin! Es geht darum, uns die Freiheit zu geben, selbst entscheiden zu können.
Das Traurige am modernen Leben ist, dass uns diese Freiheit *nicht* eingeräumt wird. Die Ärzte retten ein Leben, und dann wird dieser Mensch von den gesellschaftlichen Normen und auch per Gesetz daran gehindert, seine eigenen Entscheidungen zu treffen. Das ist das Problem.

Ja, das sehe ich ein. Ich stimme dir völlig zu. Danke.

Wenn wir bei mir im Wohnzimmer sitzen würden und ich bekäme einen Schlaganfall, will ich nicht, dass du entscheidest: »Na ja, er hatte doch ein gutes Leben. Wenn er nach dem Schlaganfall wieder zu sich kommt, kann er sich vielleicht nicht mehr bewegen, nicht mehr sprechen. Da ist es doch besser, ich lasse ihn sterben.«
Nein, nein, nein!
Ich bin dann davon abhängig, dass du alles tust, um mein Leben zu retten! Deshalb bist du Ärztin!

Ja! Und das würde ich tun, das verspreche ich!

Nun komme ich auf deine Bemerkung zurück, wie wichtig es ist, dass wir uns von der Angst vor dem Tod befreien ... damit hast du vollkommen recht.
Dr. Elisabeth Kübler-Ross war der erste Mensch, von dem ich dies hörte. Sie drückte es in einem einzigen, einfachen Satz aus: »Wer keine Angst vor dem Tod hat, hat auch keine Angst vor dem Leben.« Sie fasste all diese Weisheit in nur 14 Worten zusammen.
Um all das, was wir nun gerade besprochen haben, zu rekapitulieren, würde ich sagen: Jeder Mensch ist gut beraten, den Tod nicht zu fürchten. Doch Ärzte sollten sehr wohl Angst davor haben, dass einer ihrer Patienten stirbt. Denn sie sollten im Fall, dass keine anders lautende Patientenverfügung vorliegt oder der Patientenwille auch auf anderem Weg nicht festgestellt werden kann, alles in ihrer Macht Stehende tun, um den Tod eines Patienten zu verhindern - damit der Patient die Option hat, selbst zu entscheiden, ob er weiterleben oder sterben will. Als Patient bin ich davon abhängig, dass meine Ärzte von all ihren wunderbaren Möglichkeiten Gebrauch machen, mich am Leben zu halten!

Absolut!
Und wenn dir in meinem Beisein etwas zustößt, verspreche ich, alles zu tun, um dein Leben zu retten!

Oh, das ist gut! Du wirst also nicht denken, es wäre falsch, alles zu tun, um einen Patienten am Leben zu halten?
Sehr gut.

Die Reise der Seele: Was am Ende geschieht

Ich glaube, es ist wichtig, dass wir in diesem Buch die Idee des Einsseins behandeln. Nicht nur, weil es sich dabei um eine der machtvollsten und transformativsten spirituellen Ideen handelt, sondern auch, weil ich durch die Medizin eines auf jeden Fall gelernt habe: Das Einssein ist eine Tatsache.

Diese Idee, würde sie allgemein akzeptiert und verstanden, könnte die Welt vollkommen verändern.

Ja, absolut!
Ich habe schon oft in den letzten Augenblicken am Bett von Patienten gesessen, die unmittelbar vor ihrem Tod noch zu großen Erkenntnissen und Einsichten darüber gelangten, was wirklich wichtig ist. Am Ende ihres Lebens erkannten sie, dass alles, worauf es im Leben wirklich ankommt, mit unserem Einssein in Zusammenhang steht – seien es unsere Beziehungen zu anderen Menschen, das, was wir Gutes für die Menschheit bewirkt haben, und allgemein unsere Verbundenheit zur Welt.
Und es gab Patienten, die das tatsächlich zu mir gesagt haben! Sie haben ihre »Perlen der Weisheit« mit mir geteilt in der Hoffnung, dass ich in meinem Leben eher früher als später davon profitieren würde. Und ich war dafür sehr, sehr dankbar. Das gehört gewiss zu den großen Geschenken, die einem durch die Arbeit in einem medizinischen Beruf zuteilwerden.

Dass Menschen in ihren letzten Augenblicken den Impuls verspüren, ihre Erinnerungen an die wunderbarsten Momente ihres Lebens mitzuteilen, hat einen wichtigen Grund: In diesen wunderbarsten Momenten erlebten sie Einssein.

Und sie erlebten es, weil in diesen Augenblicken der Grundinstinkt aktiviert wird. Die Menschen glauben, Überleben wäre unser Grundinstinkt, aber das stimmt nicht. Der Grundinstinkt ist unser Impuls, Göttlichkeit zum Ausdruck zu bringen. Und dieser Impuls lässt sich als das Erleben von Einssein definieren, oder von Verbundenheit - der Verbundenheit mit allem, was lebt.

Menschen suchen instinktiv danach, diese Verbundenheit, das Einssein alles Lebendigen zu erfahren - nicht nur mit anderen Menschen, sondern mit allem, was lebt.

Wir kommen an einem Garten vorbei und verspüren den Wunsch, an den Fliederblüten zu riechen. Wir schauen hinauf in den Nachthimmel und verspüren die Sehnsucht, irgendwie Eins zu werden mit diesen Diamanten im Himmel. Und selbst aus dieser großen Entfernung, über Tausende oder sogar Millionen Lichtjahre, fühlen wir unser Einssein mit dem Nachthimmel. Es gibt keinen Menschen, der das noch nie empfunden hat.

Wie recht du hast.
Ich liebe es, nachts die Sterne anzuschauen!

Ja. Das ist eine allen Menschen vertraute Erfahrung.

Und in ganz ähnlicher Weise fühlen sich manche Menschen zum Meer hingezogen und stehen still am Strand - ich kenne niemanden, der es noch nie genossen hätte, am Meer zu stehen und dem Rauschen der Brandung zu lauschen, vielleicht sich am Sprühnebel der Gischt zu erfreuen oder daran, wie sanfte Meereswellen die eigenen Füße im Sand umspülen. Und ich glaube, was sie dabei genießen, ist das Gefühl, Teil dieses ganzen gewaltigen Kreises des Lebens zu sein.

Und wenn das Wasser wieder ins Meer zurückfließt, nachdem es mit jeder Welle den Strand überspült hat, geht ein Teil von uns mit ihm. Und das fühlen wir. Das ist keine Erfindung meinerseits. Es ist nicht bloß ein poetisches Bild. Wir fühlen tatsächlich, dass ein Teil von uns ins Meer zurückkehrt.
Aus diesem Grund gehen wir so gerne ans Meer und möchten diese Erfahrung immer wieder machen.
Ich habe auch schon erlebt, dass ich am Strand stand, die Brandung heranrollen und wieder zurückströmen sah und spürte, wie sie einen Aspekt von mir mit sich nahm.

Ja, das ist wahr – es gibt da diese Präsenz, die uns in solchen Momenten durchströmt und uns einlädt, mit ihr zu verschmelzen, Eins mit ihr zu werden. Und natürlich sind wir ständig mit ihr vereint – es ist nur die Frage, ob wir das erkennen oder nicht, ob wir es zu einem Teil unseres Gewahrseins werden lassen.
Ich finde es interessant, dass viele Menschen sich gerne am Wasser aufhalten – oder generell in der freien Natur –, wenn sie eine schwere Zeit durchmachen und unter starkem Stress stehen. Offenbar spüren wir intuitiv, dass dann, wenn unser kleineres Selbst, unser »Ego«, sich im Alltagsstress zu verlieren droht, die Rückkehr zur Natur es uns ermöglicht, wieder Verbindung zu unserem größeren Selbst aufzunehmen – dem ewigen Teil in uns, der in ständiger Verbundenheit mit allem Leben existiert. Der Meeresstrand oder andere schöne Orte in der Natur helfen uns, den Frieden, die Wahrheit und die Freude wiederzufinden, die Teil unseres essenziellen Wesens sind.
Ich selbst machte vor ungefähr einem Jahr eine stressige Phase durch. In dieser schwierigen Zeit spürte ich den starken Drang, so oft wie möglich ans Meer zu gehen und mir den Sonnenuntergang anzuschauen. Ich erinnere mich gut, dass ich in diesen Augenblicken dachte: »Ich frage mich, ob ich diesen Ruf in mir spüre, ans Meer zu gehen und mir den Sonnenuntergang anzuschauen, weil ich dadurch an einen Teil meines eigenen Selbst erinnert werde.« Und wenn es stimmt, was du eben sagtest, war das ja wohl auch so!

Es war fast, als hätte ich ein allabendliches »Rendezvous« mit meiner Seele, um ihr endlich wieder Hallo zu sagen! Ins Einssein zurückzukehren – und mich dadurch selbst daran zu erinnern, Wer Ich Wirklich Bin.

Nicht nur das, meine Liebe, nicht nur das! Diese magischen Augenblicke lassen sich leicht identifizieren. Aber in Wahrheit dient *jeder* Moment deines Lebens dazu, dich zu dir selbst zurückzurufen. In jedem Moment deines Lebens stehst du am Meeresstrand.

Ja.

Nicht nur in den Momenten, die so magisch sind, dass sie uns nicht entgehen. Du kannst diese Magie in allen Bereichen deines Lebens entdecken.
Jedes Ereignis in deinem Leben ist ein »Wegweiser« nach Hause.

Woran liegt es dann, dass es vielen Menschen so schwerfällt, das zu erkennen und in ihrem Leben bewusst anzuwenden? Zu erkennen, dass jeder Augenblick ihres Lebens, jede Situation eine Gelegenheit ist, nach Hause zurückzukehren?

Weil uns von Kind an ständig das Märchen von der Getrenntheit erzählt wird.
Es beginnt mit einer Theologie der Trennung, die uns sagt, dass wir Menschen »hier drüben« sind, während Gott »dort drüben« ist. Das wird uns überall eingeredet! Selbst wenn wir es selbst nicht glauben, es nicht zum Bestandteil unserer persönlichen Theologie machen, ist es doch allgegenwärtig!
Und die Trennungs-Theologie bringt eine Trennungs-Kosmologie hervor – also eine Sicht des Lebens, wonach alles von allem getrennt existiert.
Und diese Trennungs-Kosmologie bringt unvermeidlich eine Trennungs-Psychologie hervor – also eine psychologische Sicht-

weise, der zufolge ich »hier drüben« bin, während alle anderen »dort drüben« sind und ich von allen anderen getrennt existiere. Mag meine Sehnsucht nach Verbundenheit auch noch so groß sein, ich existiere von allem anderen getrennt. Und diese Trennungs-Psychologie bringt alle Arten von Psychosen hervor!

Und jeder Psychiater, jeder Psychologe kann dir bestätigen, dass eine Trennungs-Psychologie unvermeidlich eine Trennungs-Soziologie hervorbringt - also eine Gesellschaft, deren Mitglieder glauben, von anderen Gesellschaften oder von anderen gesellschaftlichen Gruppen getrennt zu existieren. Und »besser« als diese anderen Gesellschaften oder Gruppen zu sein. Ich bin besser, weil ich weiß bin. Ich bin besser, weil ich schwarz bin. Ich bin besser, weil ich schwul bin. Ich bin besser, weil ich heterosexuell bin. Ich bin besser, weil ich ein Mann bin. Ich bin besser, weil ich eine Frau bin. Ich bin besser, weil ich groß bin. Ich bin besser, weil ich klein bin.

Und schließlich gibt es unzählige Beweise dafür, dass eine Trennungs-Soziologie zwangsläufig eine Trennungs-Pathologie hervorbringt - selbstzerstörerische Verhaltensweisen. Das ist auf unserem Planeten überall anzutreffen, seit Jahrtausenden.

Damit ist deine Frage nach dem Warum beantwortet.

Der Pfad, wie die Trennungs-Theologie schließlich zu einer Trennungs-Pathologie führt, ist klar zu erkennen.

Dass es uns so schwerfällt, dem instinktiven Ruf zu folgen, der uns auffordert, uns wieder mit dem All-Einen zu vereinen, liegt daran, dass alles in unserem Leben uns den Weg in die entgegengesetzte Richtung weist. Und das führt dann zu den Resultaten, die ich gerade schilderte. Es überrascht also nicht, dass wir Schwierigkeiten haben, unser Einssein zu akzeptieren und uns dafür zu öffnen. Und oft wird uns erst am Ende unseres Lebens klar, dass dieses Leben selbst uns ständig Beweise für das Einssein lieferte.

Wenn wir dann am Ende unserer Zeit auf Erden unser Leben Revue passieren lassen, erkennen wir, dass die einzig wirklich

sinnhaften Momente jene waren, in denen wir unser Einssein bewusst erlebten. Nicht nur mit anderen Menschen, sondern auch mit dem Meer, dem Sonnenuntergang, dem Nachthimmel und mit allem Lebendigen.
Im Augenblick unseres Todes wird uns das nicht nur emotional und psychologisch durch unsere wunderbaren, glücklichen, freudigen Erinnerungen deutlich, sondern wir begreifen es bereits während unserer »kleinen Tode« zuvor – jenen Zeiten in unserem Leben, wenn sinnhafte Beziehungen und Erfahrungen enden.
Wenn dann unser »großer Tod« naht, erleben wir es so intensiv, weil wir guter Hoffnung sind, dass er ein Vorbote ist – ein Herold für das, was uns erwartet. Wir können den Duft riechen wie frischen Morgentau! »Ahhh! Jetzt gehe ich zurück ins Einssein! Ich weiß, dass ich von *hier* fortgehen werde, aber endlich, endlich ist diese Episode meines Alleinseins vorüber. Alle geliebten Menschen, die vor mir gegangen sind, erwarten mich! An allem, was mir wirklich tiefe Freude schenkte, werde ich mich wieder erfreuen können. Und der Gott, den ich von ganzem Herzen und mit offenen Armen angebetet habe, wird mich mit offenen Armen willkommen heißen!«

Ich verstehe! Das ist wunderbar. Es geht also nicht nur darum, sich an die sinnerfüllten Momente unseres Lebens zu erinnern, sondern auch um die Verheißung, dass das Einssein für alle Zeiten die Wahrheit unserer Existenz sein wird.
Da wünsche ich mir wirklich sehr, dass mehr Menschen viel früher im Leben zu diesen Einsichten gelangen würden ... und dass wir alle schon jetzt einen überzeugenden Beweis für unser Einssein mit allem Leben, und mit Gott, finden könnten, damit wir diese wunderbare Wahrheit nicht erst auf dem Sterbebett erkennen. Ich meine, es überrascht mich wirklich, dass eine so populäre spirituelle Botschaft – Wir sind alle Eins – zwar als Idee von vielen bereitwillig akzeptiert wird, es uns aber so schwerfällt, daraus eine erfahrbare Tatsache zu machen.
Überrascht dich das nicht auch?

Angesichts dessen, was ich über das Leben weiß, überrascht es mich nicht.
Angst ist eine mächtige Emotion. Sie ist die zweitmächtigste Emotion nach ihrer Mutter - der Liebe. Natürlich wird alle Angst aus Liebe geboren. Gäbe es nichts, was du liebst, hättest du auch um nichts Angst. Und die Angst ist eine sehr, sehr mächtige Emotion. Daher bin ich nicht überrascht, denn auch wenn wir uns danach sehnen, unsere individuelle und abgetrennte Identität abzustreifen, um das Einssein erleben zu können, fürchten wir uns doch davor.
Das ist die Göttliche Dichotomie. Das ist, was ich die höchste Ironie nenne. Sosehr die Menschen sich nach der Verschmelzung mit dem All-Einen sehnen, um nie wieder einsam zu sein - gleichzeitig fürchten sie sich vor dem Verlust ihrer eigenständigen Identität.

Sie fürchten also, ihr Identitätsgefühl zu verlieren, wenn sie sich für das Einssein öffnen?

Ja! Natürlich! Sie fürchten sich davor, als einzelner Mensch das Gefühl zu verlieren, ein Individuum zu sein. Doch Gott gab uns das große Versprechen, dass dies nicht geschehen wird. Denn auch das Eintauchen in das All-Eine ist nicht unser ewiger Zustand. Der ewige Zustand ist die Erfahrung und Entfaltung unserer individualisierten Seele.
Das große Versprechen Gottes ist es, dass wir unser Selbstgefühl nicht verlieren, nur weil wir mit dem All-Einen verschmelzen. Denn dieser Verschmelzungsprozess ist nur vorübergehender Natur.
Wir verschmelzen mit dem All-Einen nur für eine gewisse Zeit. Und dann tauchen wir wieder daraus auf und kehren in die individualisierte Identität unserer Seele zurück.
Und dann wird uns erlaubt, selbst zu entscheiden, ob wir damit fortfahren wollen, das physische Leben in der Identität zum

Ausdruck zu bringen, die wir zuletzt angenommen hatten – also, in meinem Fall, als Neale –, und wenn das so ist, kehren wir, ganz buchstäblich, »ins Leben zurück«. Wir kehren ins Leben zurück, sei es auf dem OP-Tisch oder nachdem wir in einer anderen Situation klinisch tot waren. Das ist dann eine der sogenannten Nahtoderfahrungen.

Wir können uns aber auch dafür entscheiden, sozusagen »tot zu bleiben«, also auf der anderen Seite zu verweilen, um unsere Seelenreise im Reich des Spirituellen fortzusetzen. In diesem Fall werden wir uns sämtlicher Identitäten bewusst, die wir je annahmen und zum Ausdruck brachten. Wir lernen sie alle kennen, werden uns aller anderen unserer sogenannten »Selbste« bewusst. Wir erfahren uns als jeder Aspekt und jede Ausdrucksform des Göttlichen, die wir jemals angenommen haben.

Übrigens sind das nicht nur die Identitäten, die wir während dessen annahmen, was wir in dieser irdischen Illusion Vergangenheit nennen, sondern auch jene, die wir während dessen annehmen werden, was wir in dieser Illusion Zukunft nennen.

In diesem Zustand erkennen wir uns selbst als all unsere »Selbste«. Und das ist sehr aufregend! Übrigens bringt uns das wieder ins physische Leben zurück.

Die Leute fragen mich oft: »Wenn der Himmel so wunderbar ist, warum kommen wir dann überhaupt auf die Erde zurück?« Und manche haben schon zu mir gesagt: »Ich will keine weiteren Inkarnationen. Mir reicht es!«

Aber ich weiß aus zuverlässiger Quelle, dass wir, wenn wir ins Reich des Spirituellen zurückkehren, uns jedes Selbst bewusst werden, als das wir uns je verkörpert haben – es gibt ein Wiedersehen zwischen all diesen Existenzen, könnte man sagen – mit jedem Selbst aus der Vergangenheit – und der Zukunft! Und die Begegnung mit unserem nächsten zukünftigen Selbst ist für uns ganz besonders aufregend! Es ist nicht so, dass wir »in die Zukunft schauen«, in dem Sinn, dass wir genau wissen, was mit diesem zukünftigen Selbst geschehen wird. Denn dann hätten wir es mit Vorherbestimmung zu tun, die es aber nicht gibt. Aber wir sehen alle Möglichkeiten, die ganze Vielfalt, die jedem zukünftigen Selbst offensteht.

Also entscheiden wir uns natürlich dafür, wieder ins Reich des Physischen zurückzukehren, um diese zukünftige Inkarnation erleben und all diese Wahlmöglichkeiten und Chancen auskosten zu können. Oder wir entscheiden uns, aus genau dem gleichen Grund, für eine andere Version unserer jetzigen Inkarnation.

Du siehst also, das ist alles wunderbar ausgeklügelt und komplex – und wenn ich darüber spreche, sagen die Leute oft: »Du hast wirklich eine blühende Fantasie, Neale, aber das Ganze klingt doch ganz schön seltsam.« Worauf ich dann meinen wunderbaren Seelenfreund William Shakespeare zitiere: »Es gibt mehr Ding' im Himmel und auf Erden, als Eure Schulweisheit sich träumt, Horatio.«[8]

Dann habe ich eine Frage.

Du sagst, wenn wir »hinübergehen«, also das tun, was man sterben nennt, würden alle unsere Inkarnationen aus Vergangenheit, Gegenwart und Zukunft uns bewusst werden. Und wir würden das sehr aufregend finden ...

Ja, vor allem unsere zukünftigen Inkarnationen!

Ja! Deshalb lautet meine Frage: Was ist der Unterschied zwischen einer individuellen Seele und der »Einen Seele«?

Sind wir, an einem gewissen Punkt, jeder einzelne Mensch gewesen, der je lebte und leben wird, in Vergangenheit, Gegenwart und Zukunft? Oder gibt es da Unterschiede?

Ist es, wenn wir über die Idee »früherer Leben« sprechen, zutreffend, wenn jemand beispielsweise sagt, ich hatte 647 frühere Leben? Oder ist es in Wahrheit so, dass ich jedes einzelne Geschöpf im Kosmos bin, woraus folgt, dass ich unendlich viele Leben lebe und dass es keine wirkliche Un-

terscheidung zwischen mir und jedem anderen Menschen, Lebewesen oder Ding gibt?
Daher lautet meine Frage: Bin ich Alles, was existiert, das sich selbst in all seinen Teilen simultan entfaltet und erlebt? Oder bin ich ein von den anderen unterscheidbarer Teil?

Ja …

Oder bin ich beides und erlebe das Leben als Göttliche Dichotomie?

Die Antwort ist Ja.
(Lacht.)
Wenn du mit dem All-Einen verschmilzt, erlebst du den Teil von dir, der das Eine ist, was existiert. Du erlebst dich als jedes Wesen und Ding, das jemals war, ist und sein wird. Und genau darum geht es bei dieser Verschmelzung. Das ist die Erfahrung, die du machen sollst. Du erlebst nicht nur, dass du nach Hause kommst, sondern dass du selbst dieses Zuhause bist.
Du bist Alles, was jemals war, ist und sein wird, einschließlich jeder Person, die jemals lebte. Und einschließlich aller Dinge, die sich auf allen Ebenen des Physischen je manifestierten.
Du erlebst, dass du Alles bist. Dass es nur das Eine gibt, und dieses Eine bist du. Kurz gesagt, du erlebst deine wahre Identität, das, was du Gott genannt hast.
Dann tauchst du aus diesem Zustand wieder auf. Du wirst »wiedergeboren« – du tauchst aus dem Einen auf und erhältst die Gelegenheit, dich zugleich zu erinnern und in die Zukunft zu schauen: alle individuellen Verkörperungen, die jene Singularität, die du nun zum Ausdruck bringst, je angenommen hat, und alle individuellen Verkörperungen, die du jemals annehmen wirst, in dem ewigen Moment und der einzigen Zeit, die das Jetzt genannt wird.

Wenn ich also in diesem Leben Kontakt zu anderen Menschen habe oder meinem geliebten Partner in die Augen schaue, sehe ich in Wirklichkeit einen Teil meiner selbst?

Natürlich! Absolut! In dem Sinne, dass wir alle Teil des Einen sind, das existiert. In dem Sinne, dass wir alle Wellen des einen Ozeans sind.
Und deshalb können wir einem anderen Menschen nicht lange in die Augen schauen, selbst wenn wir diesen Menschen sehr lieben. Das liegt daran, dass wir dabei letztlich uns selbst erblicken.
Und dieser »Einblick« in unser eigenes Selbst, das wir im anderen erkennen, ist so entwaffnend und löst so starke Glücksgefühle aus, dass wir es fast nicht ertragen können.
Und wenn wir uns selbst im anderen sehen, gelangen wir zur bedingungslosen Liebe, weil wir uns *als* der andere sehen. Alles, was dieser andere Mensch je getan hat – Wundervolles und nicht so Wundervolles –, verstehen wir plötzlich vollkommen, weil wir erkennen, dass es auf grundlegende Weise identisch mit allem ist, was wir je getan haben. Also verstehen wir in diesem Moment auch uns selbst vollkommen.

Mir gefällt die Vorstellung, dass wir dann, wenn wir einem anderen Menschen lange genug in die Augen schauen, uns selbst darin sehen. Das ist das »menschliche Tor«, das uns den Zugang zur Erfahrung des Einsseins ermöglicht!
Wie du sagtest, ist das der Moment, in dem völlige Vergebung, völliges Verständnis nicht nur möglich, sondern unvermeidlich werden. Denn wenn wir uns selbst in den Augen eines anderen erkennen, erkennen wir augenblicklich, dass alles, was sie uns angetan oder für uns getan haben, auch wir zu einem gewissen Grad anderen angetan oder für sie getan haben. Das verändert unsere Perspektive auf dramatische Weise!
Was, wenn nicht eine solche Erfahrung, könnte uns stärker veranlassen, alle Urteile, die wir über andere und uns selbst gefällt haben, noch einmal

gründlich zu überdenken? Muss das nicht zwangsläufig in uns eine Woge des Mitgefühls und Verständnisses auslösen?
Aber kehren wir wieder zur Idee des Einsseins zurück. In den GmG-*Büchern und anderer spiritueller Literatur habe ich viel darüber gelesen, wie unser aller Leben auf diesem Planeten sich erheblich zum Besseren verändern würde, wenn wir alle uns für diese Idee öffneten. Würden wir alle, heißt es dort, uns als Mitglieder derselben »Menschheitsfamilie« begreifen und gemäß dieser Wahrheit handeln, könnte der Zustand unserer Welt sich praktisch über Nacht vollkommen verändern! Und ich sehe die Kraft und Bedeutung dieser Botschaft.*
Ich denke, wir sollten nun unser Augenmerk darauf richten, wie wir das Konzept des Einsseins in unser individuelles Leben integrieren können und welche Auswirkungen das hätte. Für mich ist das der entscheidende Ansatzpunkt ... denn um eine Veränderung im globalen Maßstab zu erreichen, müssen wir uns zunächst mit der individuellen Ebene beschäftigen. Habe ich recht?

Ja, natürlich.

Daher bin ich gespannt, welche Vorschläge du dafür hast, wie wir uns in unserem persönlichen Leben stärker für das Einssein öffnen können.

Indem wir es uns immer wieder ins Bewusstsein rufen.
Indem wir uns bestimmte Fragen stellen und bestimmte mentale »Tricks« oder Techniken anwenden.
Zu meinen liebsten mentalen Techniken gehört »Ich bin«. In den meisten Religionen heißt es, Gott habe an einem bestimmten Punkt der Geschichte gesagt: »Ich bin, der ich bin.«[9]
Als Kind habe ich das in der katholischen Pfarrschule mehr als einmal gehört. »Ich bin, der ich bin.« Diese Aussage umfasste offenbar alle Dinge. Es handelte sich um eine Verkündigung der alleinigen Wahrheit, von Gott an die Menschheit.
Damals fragte ich den Priester im Katechismusunterricht: »Was bedeutet: Ich bin, der ich bin?« Und er sagte: »Im Einzelnen

und wörtlich kann ich dir das leider nicht beantworten. In einem allgemeineren Sinn heißt es, dass Gott alles ist, aber die wörtliche Übersetzung ... weißt du, ich bin mir nicht sicher, ob ich wirklich verstehe, wie diese Worte uns zu der Erkenntnis hinführen.«

Und dann lud Gott mich in meinen *Gesprächen mit Gott* dazu ein, diese Aussage zu wiederholen, und zwar gegenüber allem, was ich anschaute. Mir wurde empfohlen, einmal pro Woche eine Viertelstunde die Straße entlangzugehen und lautlos im Geist zu allem, worauf mein Blick fiel, zu sagen: »Ich bin das.«

»Ich bin das. Ich bin das. Ich bin das.«

Ich erinnere mich, dass ich diese Übung einmal machte, als ich mit einer Freundin die Straße entlangging. Ich wollte nicht viel Aufheben darum machen. Ich übte einfach in Gedanken. Aber sie merkte, dass ich mit etwas beschäftigt war, und sagte schließlich zu mir: »Was machst du? Ich verstehe nicht ... was machst du?«

Und ich sagte: »Oh, mir war nicht klar, dass es so offensichtlich ist. Ich wiederhole nur in Gedanken einen Satz.«

Sie fragte: »Und welcher ist das?«

Ich erwiderte: »Ich sage immer wieder: Ich bin das. Ich bin das. Ich bin das. Ich bin die schöne Blume dort in dem Topf auf der anderen Straßenseite. Ich bin der Müllwagen, der vorbeifährt. Ich bin der schöne Pudel, der mit dem Schwanz wedelt. Ich bin die Frau, die dort drüben spazieren geht. Das alles bin ich.«

Meine Freundin warf mir einen besorgten Blick zu und sagte leise: »Findest du das nicht ganz schön verrückt? Nein, du bist *nicht* das alles! Du bist du! Bewirkt diese neue Spiritualität, die du dir ausgedacht hast, etwa, dass du glaubst, du wärst nicht mehr du?«

Ich sagte: »Nein, ich weiß, dass ich ›ich‹ bin, und ich weiß auch, dass ich *das* bin.« Dabei zeigte ich auf etwas – eine Blume, glaube ich, erinnere mich aber nicht genau. Das erschreckte meine Freundin. »Nein«, entgegnete sie heftig, »*das* bist nicht du!«

Ich sagte: »Ja, ich bin. Ich BIN das, ich BIN.«
Und dann hörte ich, was ich gerade gesagt hatte. Ich hörte meine eigene Stimme. »Das bin ich«, beharrte ich. »Ich bin das – ich *bin!*«
In diesem Moment wurde mir klar, dass Gottes großartige Botschaft einfach falsch übersetzt worden war. Wenn man das Komma weglässt und das zweite »Ich bin« betont, sagt Gott: »Ich bin der ICH BIN.« Gott ist der, die, das große ICH BIN!
Endlich verstand ich! Das ist also eine meiner Techniken: Jede Woche gehe ich eine Viertelstunde die Straße entlang oder spaziere eine Runde ums Haus und sage in Gedanken zu allem, worauf mein Blick fällt: »Ich bin das.« Dabei spielt es keine Rolle, ob mein Blick auf etwas Hässliches oder Unangenehmes fällt oder auf etwas Schönes. Zu allem sage ich: *Ich bin das.* Es kommt allein darauf an, dass ich mir selbst die Wahrheit über mich sage und über meine Beziehung zu allem, was existiert.
Es gibt noch eine zweite Technik. Sie wende ich an, wenn ich jemanden etwas tun sehe. Es ist eine Beobachtungstechnik, und ich praktiziere sie nicht nur einmal pro Woche, sondern täglich, sooft ich kann – und zwar immer dann, wenn ich einen anderen Menschen etwas tun sehe, das meine Aufmerksamkeit erregt. Besonders nützlich ist die Technik, wenn dieser Jemand etwas tut, das mir nicht gefällt, zum Beispiel sich im Restaurant so laut unterhalten, dass es die anderen Gäste stört, oder sich am Ticketschalter im Flughafen unhöflich benehmen. Aber man kann diese Technik auch einsetzen, wenn uns das Verhalten eines anderen gut gefällt, wenn zum Beispiel jemand geduldig einem Ortsunkundigen den Weg erklärt, wirklich freundlich zur Kassiererin im Supermarkt ist oder einem Obdachlosen etwas Geld anbietet. Wenn mir also das Verhalten eines anderen Menschen auffällt, sage ich in Gedanken: »Ich schon wieder. *Ich schon wieder.*«
Auf diese Weise mache ich mir zwei Dinge bewusst. Erstens: Das, was ich diesen Menschen gerade tun sehe, habe ich auch

schon getan. Und zweitens: Ich tue es gerade wieder! Durch diese andere Person. Denn in Wirklichkeit gibt es keine Trennung. Wir sind alle Eins.

Und so ermögliche ich es mir, mich mit dem anderen Menschen Eins zu fühlen. Oft stelle ich mir dir Frage: »Kenne ich einen Teil von mir, der sich auf genau die gleiche Weise verhalten hat?« Die Antwort lautet unvermeidlich Ja. Das löst dann in mir die physische Erfahrung aus, wirklich Eins mit der anderen Person zu sein.

Und dann gibt es noch eine dritte Methode, die ich praktiziere, um mir den Zustand des Einsseins bewusst zu machen. Ich erinnere mich an Momente in meinem Leben, in denen ich die Gefühle eines anderen Menschen so fühlte, als wären es meine eigenen. An diese Momente kann ich mich äußerst lebhaft erinnern. Es waren Momente, in denen meine Empathie so groß war, dass ich die Gefühle eines anderen wie meine eigenen fühlte.

Das ist gar nicht so ungewöhnlich. Wir alle kennen solche Momente. Wenn mir das passiert, präge ich mir die Erfahrung gut ein, damit ich sie mir in Zeiten ins Gedächtnis rufen kann, wenn ich mich abgetrennt und isoliert fühle oder das Bedürfnis verspüre, mein Gefühl des Einsseins zu stärken.

Gefühle sind die Sprache der Seele, und in meinem Leben gab es viele Situationen, in denen ich die Gefühle anderer Menschen so tief mitempfand, dass sie genauso gut meine eigenen hätten sein können. Dann löst sich die Trennung zwischen uns buchstäblich in Luft auf. Augenblicke großer Traurigkeit, Augenblicke großen Glücks, Augenblicke großer Freude, Augenblicke des Sieges oder der Niederlage - ich habe solche Momente, die andere erlebten, emotional mit ihnen geteilt, als wären es meine eigenen.

Ich habe die Gefühle der anderen nicht nur beobachtet, bin nicht nur Zeuge davon geworden, sondern habe sie wirklich *geteilt*. Ich habe sie gleichzeitig mit ihnen *gefühlt*. Wir alle machen solche gemeinsamen, miteinander geteilten Erfahrungen. Mich an solche Augenblicke zu erinnern und mich bewusst für dieses Mitfühlen zu öffnen ist eine weitere Technik, die ich einsetze, wenn ich mir mein Einssein mit anderen Menschen stärker bewusst machen möchte.

Wie erlebst du, als jemand, der über große spirituelle Erfahrung verfügt, heute deinen Alltag im Hinblick auf Gefühle des Getrenntseins und des Einsseins?

Während 60 bis 70 Prozent, vielleicht 80 Prozent meiner Zeit fühle ich mich getrennt. Einssein erlebe ich während vielleicht 10, 15 oder 20 Prozent meiner Zeit ... im Vergleich zu früher, als ich das Einssein vielleicht während 2 Prozent meiner Zeit spürte, habe ich also große Fortschritte gemacht.
Meisterschaft würde aber darin bestehen, das Einssein ständig zu erleben. Das habe ich bisher auch nicht annähernd erreicht. Aber es ist mein Ziel, und ständig erhöhe ich die Zahl der Augenblicke, in denen ich das fühle. Ich erlebe das Gefühl des Einsseins von Tag zu Tag häufiger.
Fühle ich mich heute also mehr »Eins« mit anderen Menschen und allem anderen im Leben als vor 20 Jahren, vor den *Gesprächen mit Gott*? Oh, absolut! Denn damals erlebte ich es höchstens während 2 oder 3 Prozent meiner Zeit - in Augenblicken tiefer, einzigartiger Freude. Heute ist das anders. Heute erlebe ich das Einssein nicht nur während außergewöhnlicher, transzendenter Erfahrungen. Die sind dafür nicht mehr notwendig.

Ja. Ich verstehe.
Vielen Dank für diese Techniken. Ich kann es kaum erwarten, sie auszuprobieren!

Medizinische Wunder:
Sind sie für uns in Reichweite?

Medizinische Wunder – ich freue mich, dass du dieses Thema für heute vorgeschlagen hast, Neale. Dem Buch würde sonst etwas Wichtiges fehlen.
Ob es »medizinische Wunder« überhaupt gibt und, wenn ja, wie sich die Chance, ein solches zu erleben, steigern lässt, ist in der medizinischen und der spirituellen Literatur ein viel diskutiertes Thema. Dabei unterscheiden die Standpunkte sich aber grundlegend.
Die medizinische Wissenschaft geht davon aus, dass Wunder nur selten vorkommen, sich unserer Kontrolle entziehen und logisch nicht erklärbar sind. Doch haben spirituelle Lehrer auf der ganzen Welt schon seit Menschengedenken einen entgegengesetzten Standpunkt vertreten.
Bislang gibt es keine klaren Erkenntnisse über medizinische Wunder und darüber, wie sie zustande kommen. Gewiss handelt es sich dabei um ein Thema, das dazu anregt, sich mit dem Titel dieses Buches zu beschäftigen. Denn mir scheint, dass die Verbindungsstelle zwischen dem Spirituellen und dem Physischen jener Bereich ist, wo diese Wunder am ehesten ihren Ursprung haben könnten.

Lass uns einen Moment darüber nachdenken, was wir eigentlich unter dem Begriff »Wunder« verstehen. Die Leserinnen und Leser sollten eine Vorstellung davon haben, was damit gemeint ist ... denn Wunder ist ein großes Wort.

Das stimmt!

Nach meinem Verständnis ist ein Wunder ein Ereignis – und im Kontext dieses Buches ein medizinisches oder gesundheitliches Ereignis –, das gemessen an dem, was bei einer bestimmten Krankheit oder Verletzung normalerweise abläuft, extrem unwahrscheinlich ist. Es handelt sich um einen Vorfall, der sich aus Sicht der Schulmedizin einer logischen Erklärung entzieht. So würde ich ein medizinisches Wunder definieren.
Und natürlich wissen wir alle, dass es sie gibt! Von Zeit zu Zeit erleben Ärzte, dass sich im Leben ihrer Patienten Dinge ereignen, die aus medizinischer Sicht völlig verblüffend und oft zutiefst verwirrend sind. Wir wissen also, dass immer wieder völlig unerklärliche Wunderheilungen auftreten. Doch, wie du schon sagtest, die Frage ist: Warum und wie?

Ja. Warum *geschehen solche Wunder, und wie geschehen sie?*
Doch ehe wir darauf näher eingehen, möchte ich auf eine wichtige Tatsache im Hinblick auf die moderne Medizin hinweisen, nämlich dass sie auf Wahrscheinlichkeiten beruht.
Damit meine ich, dass wir bei einer Erkrankung nie genau wissen, was passieren wird. Es gibt in keinem Fall eine hundertprozentige Garantie dafür, dass es dem Patienten besser oder schlechter gehen wird, dass er operiert werden muss, dass er überleben wird oder stirbt. Alles, was wir dem Patienten anbieten können, ist eine auf Erfahrung basierende Einschätzung, was als Nächstes geschehen wird.
Man geht also statistisch an die Dinge heran. Man sagt: »Okay, bei 95 von 100 Patienten verläuft diese Krankheit typischerweise folgendermaßen.« Medizinische Therapien werden so entwickelt, dass bei einer möglichst großen Zahl von Patienten mit hoher Wahrscheinlichkeit die gewünschte Wirkung eintritt.
Daraus folgen zwei Dinge. Erstens bedeutet es, dass »medizinische Wunder« existieren müssen, weil wir logisch (und wissenschaftlich) nicht alle möglichen Resultate einkalkulieren können. Das heißt, wenn wir Patienten auf der Basis von Wahrscheinlichkeiten behandeln, wird es zwangsläufig immer einige wenige Fälle geben, die als Wunder eingestuft werden, weil

das Resultat so unerwartet ist, dass man es auf der Grundlage der medizinischen Forschung niemals hätte vorhersagen oder erwarten können.

Zweitens eröffnet sich dadurch die Möglichkeit, darüber zu diskutieren, wie sich medizinische Wunder erklären lassen. Das Geheimnis medizinischer Wunder liegt nämlich nicht nur darin, dass sie äußerst selten vorkommen, sondern, was vielleicht viel faszinierender ist, dass sie für die moderne Medizin und Wissenschaft absolut unerklärlich sind! An dieser Stelle öffnet sich die »spirituelle Tür« und lädt uns dazu ein, eine neue Perspektive in Betracht zu ziehen. Die naheliegende Frage lautet: Was könnte verantwortlich dafür sein, dass der Gesundheitszustand eines Menschen sich auf so drastische Weise bessert?

Anita Moorjani, Autorin des Buches Heilung im Licht, *ist der Ansicht, dass »Wunderheilungen« auf Geheiß der Seele auftreten können.*[10] *Moorjani, bei der eine tödliche Krebserkrankung diagnostiziert worden war, machte die Erfahrung, dass sie »starb« und »auf die andere Seite ging«, um dann zu erkennen, dass es Teil der Reise ihrer Seele ist, in dieses Leben zurückzukehren und es als Geschenk zu erfahren (sie nennt es »Himmel auf Erden«), und diese Erfahrung mit anderen zu teilen. Sie schrieb darüber einen Bestseller, der sehr, sehr viele Menschen tief berührt hat.*

Um das, was ich hier sagen möchte, zusammenzufassen: In der Medizin geht es darum, basierend auf Daten und Erfahrungen aus der Vergangenheit zukünftige Behandlungsresultate vorherzusagen. Mithilfe des menschlichen Verstandes werden Daten aller bisherigen vergleichbaren Fälle analysiert, um die zu erwartende Entwicklung beim Patienten vorherzusagen, was man dann eine Prognose nennt.

Doch nirgendwo in der westlichen Medizin ist Platz für die Seele. Ich glaube, dass die Seele offen für alle möglichen Entwicklungen eines Krankheitsverlaufs ist – auch solche, die sich durch Daten aus der Vergangenheit nicht erklären lassen. Es ist daher naheliegend, dass »medizinische Wunder« auf spirituellen Phänomenen beruhen.

Genau das ist mit Anita Moorjani geschehen.

Und ich glaube, dass diese Möglichkeit allen offensteht, wenn es das ist, was ihre Seele sich absolut und zweifelsfrei wünscht.

Es ist vollkommen verständlich, dass die moderne Medizin Wunder als »Phänomene, auf die man zählen kann« zunächst einmal ablehnt, weil sie nicht mit einer Zuverlässigkeit eintreten, die eine vernünftige Prognose der Zukunft eines Patienten erlauben würde - auch wenn die Ärzte durchaus anerkennen, dass Wunder vorkommen.

Weil Wunder von Natur aus unerwartet und unvorhersehbar auftreten, müssen Ärzte davor warnen - und wir als die Autoren dieses Buches sollten unsere Leserinnen und Leser ebenfalls warnen -, auf das wahrscheinliche Eintreten eines Wunders zu setzen und sich davon abhängig zu machen.

Man muss den Menschen, die dieses Buch lesen, klar sagen, dass wir zwar einig darüber sind, dass Wunder vorkommen und dass sie ein beobachtbarer Bestandteil der menschlichen Erfahrung sind, schon seit Jahrtausenden, dass wir aber in diesem Kapitel nicht den Eindruck erwecken wollen, es gäbe hier einen bestimmten Prozess oder Mechanismus -, eine Art metaphysischen oder spirituellen Mechanismus - der garantiert und routinemäßig Wunder hervorbringt.

Das führt uns zu einer interessanten Dichotomie. Einerseits sagen wir, dass Wunder geschehen, und glauben, dass es bestimmte Bedingungen und Umstände gibt, von denen sich ganz vernünftig sagen lässt, dass sie Wunder verursachen. Gleichzeitig sagen wir den Leuten aber, dass sie sich nicht im Stich gelassen oder vom Leben enttäuscht fühlen sollen, wenn in einem bestimmten Fall kein Wunder eintritt.

Die Göttliche Dichotomie besteht hier also darin, dass wir die Menschen dazu ermuntern, die Kraft des positiven Denkens als mentale und spirituelle Methode zur Erschaffung von Wundern einzusetzen, ihnen aber gleichzeitig sagen, dass sie nicht erwarten, einfordern oder verlangen sollen, dass diese spirituellen Techniken garantiert die gewünschten Resultate hervorbringen.

Ich würde sogar so weit gehen zu sagen, dass eine der Gefahren der Spiritualität heute in der Annahme liegt, es gäbe eine zuverlässige spirituelle Methode, mit der sich alle Krankheiten heilen lassen. Ich glaube nicht, dass das der Fall ist.
Ich glaube, dass diese Idee nicht nur gefährlich ist, weil sie eine Irrlehre (oder zumindest eine »unvollständige Lehre«) ist, sondern weil sie Menschen dazu bringt, sich als Versager zu fühlen, wenn es ihnen nicht gelingt, sich selbst zu heilen. Manche Menschen fühlen sich sogar irgendwie metaphysisch verantwortlich dafür, eine Krankheit »in ihr Leben gezogen« zu haben! Wenn wir nicht achtgeben, kann diese Denkweise die negativen Effekte einer Erkrankung zusätzlich verstärken. Es gibt hier ein sehr empfindliches Gleichgewicht, das unbedingt respektiert werden sollte, und als Ärztin – als jemand, die einen Heilberuf ausübt – bin ich mir dessen deutlich bewusst.
Ich würde sagen, dass es sich auf meine Arbeit in zweierlei Hinsicht auswirkt. Zuallererst macht es mir deutlich bewusst, welche Wirkung es auf einen Patienten haben kann, wenn ich eine spezifische Prognose seines Krankheitsverlaufs stelle. Mit Prognose meine ich eine zu erwartende Entwicklung bezüglich seines Gesundheitszustands.
Diese Information kann zwar für Patienten nützlich sein, sie kann aber auch Schaden anrichten, wenn sie bewirkt, dass andere Möglichkeiten gar nicht mehr in Betracht gezogen werden. Wenn ich also einem Patienten prognostische Informationen gebe, muss ich bei jedem einzelnen Fall sorgfältig darauf achten, inwieweit diese Informationen hilfreich und notwendig sind. Wenn mir natürlich ein Patient spezifische Fragen stellt, ist es meine professionelle Pflicht, sie ihm nach bestem Wissen zu beantworten. Wenn aber Zweifel an der Prognose bestehen, würde ich diesen sozusagen genügend Raum geben … Raum für die Seele, um sie dazu einzuladen, bei der Heilung des Patienten mitzuwirken.
Zweitens führt mich das dazu, meine Definitionen von »Erfolg« und »Versagen« zu verändern. Oft werden diese Begriffe mit »Leben« und »Tod« gleichgesetzt, mit »Heilung« oder »keine Heilung«. Unter uns Ärzten ist der Wunsch, Leben zu retten und zu erhalten, so groß, dass wir versucht sind, jedes andere Resultat als »Versagen« zu bewerten.

Doch wie interessant würde es, wenn Ärzte anfingen, nicht nur auf der Grundlage von Prognosen und Resultaten, sondern auf der Grundlage von Erfahrung im Hier und Jetzt zu behandeln. Das heißt, wenn wir unseren »Erfolg« oder unser »Scheitern« als Ärzte nicht einfach an der Frage messen, ob der Patient gesund wird oder nicht - was in vielen Fällen bedeutet, ob er überlebt oder nicht -, sondern daran, ob es uns gelingt, Patienten zu ermöglichen, ihre Krankheit auf bessere Weise zu erfahren - einschließlich der Möglichkeit, in jedem Fall in Harmonie zu dem zu gelangen, was geschieht.
Wozu gehört, dass sie alles, was mit ihrer Gesundheit geschieht, vollkommen akzeptieren - im Bewusstsein, dass nichts geschehen kann, was nicht einem höheren Sinn dient.
Damit will ich letztlich auf Folgendes hinaus: Ein Wunder muss nicht allein darin bestehen, dass etwas medizinisch Unerklärliches geschieht, sondern kann auch einfach so aussehen, dass wir die Patienten durch ihre Krankheit begleiten und ihnen helfen, ihre Erfahrung vollständig anzunehmen.
Denn das öffnet die Patienten für die Möglichkeit, dass ein Wunder geschieht, weil sie offen dafür werden, alternative Resultate hervorzubringen bzw. zuzulassen.

Das ist absolut richtig! Denn eine Situation, der wir Widerstand entgegensetzen, bleibt bestehen.

Und zweitens: Ob nun das gewünschte Resultat eintritt oder nicht (Leben oder Tod, Heilung oder keine Heilung), wer kann schon beurteilen, was auf der Eben der Seele »besser« ist?
Vielleicht besteht das Wunder also einfach darin, dass wir akzeptieren, was geschieht. Denn wenn wir es akzeptieren, statt dagegen anzukämpfen, leben wir im Einklang, in Harmonie mit allen Ebenen der Schöpfung.
Und daher erleben wir unvermeidlich immer das, was unserem höchsten Wohl dient.

Ja, so wie ich es verstehe, ist das absolut richtig.

Vorhin sagte ich, dass jeder Mensch, dessen Seele ein bestimmtes Szenario klar und zweifelsfrei will, dieses Szenario erleben wird. Hierbei gilt jedoch eine wichtige Einschränkung, nämlich, dass wir uns der höchsten Wünsche unserer Seele nicht immer bewusst sind. Tatsächlich sind sich nur sehr wenige Menschen dauerhaft dieser Wünsche bewusst. Die Annahme, wir wüssten, welches Szenario, zum Beispiel welcher Krankheitsverlauf, »optimal« ist, trifft also in vielen Fällen nicht zu.
Heilung heißt meiner Meinung nach also nicht notwendigerweise, dass das aus medizinischer Sicht vermeintlich bestmögliche Resultat eintritt. Sie muss keineswegs immer bedeuten, dass eine Krankheit beseitigt oder kuriert wird.
Ich glaube, es gibt Zeiten, in denen eine Krankheit als Mittel dient, Göttlichkeit zum Ausdruck zu bringen. Und außerdem glaube ich, dass die Heilung manchmal darin besteht, weiterzureisen - in ein anderes Leben, in eine andere Phase der Reise unserer Seele.

Mir scheint also, dass Akzeptanz das wahre Wunder ist.
Denn, wie du richtig sagtest, öffnet Akzeptanz uns die Tür zur Widerstandslosigkeit, die wiederum die Tür zu viel feineren Energien öffnet - feinstofflichen Energien, die dann, wenn diese Möglichkeit im Einzelfall besteht, das hervorbringen können, was wir ein medizinisches Wunder nennen.
Auf der energetischen Ebene lässt sich ein medizinisches Wunder als eine Veränderung - eine oft zarte, feine Veränderung - in der energetischen Signatur eines Menschen bezüglich seines Gesundheitszustandes oder anderer Lebensumstände definieren. Und es besteht ein subtiler, aber bedeutsamer energetischer Unterschied zwischen einem Menschen, der angesichts seiner Krankheit resigniert, und jemandem, der seine Krankheit akzeptiert. Diesen Unterschied sollten wir näher untersuchen.
Ein Mensch, der gegenüber einem medizinischen Zustand resigniert, sei es ... (tut, als müsste er husten) ein Erstickungsanfall am Telefon oder ein nicht tödliches Leiden wie die Lähmung bestimmter Körperteile oder andere nicht lebensbedrohliche

Behinderungen, etwas nicht Tödliches, das aber die Lebensqualität stark beeinträchtigt, zum Beispiel fehlgesteuerte Nervenimpulse ...

... ja.

Ob es sich also um solche nicht lebensgefährlichen aber einschränkenden Beschwerden oder um eine potenziell tödliche Krankheit handelt, wir sollten in diesem Kapitel den Leserinnen und Lesern deutlich sagen: »Denkt nicht, eine Situation zu akzeptieren hieße zu resignieren. Akzeptieren bedeutet, die Vollkommenheit zu akzeptieren.«

Absolut.

Resignation ist eine negative Energie. Dabei besteht die Tendenz, sich geistig gegenüber besseren Möglichkeiten zu verschließen.
»Die Dinge sind nun einmal so, wie sie sind, und mir bleibt keine Wahl. Also nehme ich alles klaglos hin und höre auf zu kämpfen.« Das ist in der Tat eine Form von Widerstandslosigkeit, aber eine negative Form. Akzeptanz hingegen ist Widerstandslosigkeit in positiver Form.
Wir erkennen an, dass das, was geschieht, vollkommen ist. Im Gegensatz zur Resignation schließen wir dabei aber keinerlei zukünftige Veränderungsmöglichkeiten aus.

Dabei kommt mir in den Sinn, dass Resignation ein Gefühl des Leidens beinhaltet. Man leidet weiterhin an dem Zustand, gegenüber dem man resigniert hat. Akzeptanz dagegen erzeugt ein Gefühl des Friedens, und dieses Gefühl des Friedens, wie es zum Beispiel auch durch Meditation erzeugt werden kann, löst – das konnte in wissenschaftlichen Studien nachgewiesen werden – tatsächliche biologische Veränderungen in den Körperzellen aus, die dann eine Heilung fördern.

Dieser feine energetische Unterschied zwischen zwei Seinszuständen – zwischen Resignation und Akzeptanz – erzeugt also messbare biologische Veränderungen, die unser Immunsystem stärken, Entzündungen lindern und insgesamt die Heilungschancen erhöhen.

Ja, das beschreibst du sehr gut.
Der Unterschied zwischen Resignation und Akzeptanz wird deutlich. Ebenso besteht aber auch ein Unterschied zwischen gesunder Akzeptanz und einer Art – wie soll ich sagen – übertriebenem Optimismus, der sagt, dass eine Heilung unter allen Umständen eintreten wird. Diese Haltung ist auch nicht unbedingt empfehlenswert.
Nun wird manch einer sich fragen, wo denn der Zweifel ins Spiel kommt ... denn, metaphysisch gesehen, ist das ein Schlüsselaspekt.

Allerdings!

Wir sollten in diesem Kapitel auf jeden Fall deutlich machen, dass die Idee, eine Krankheit würde ohne jeden Zweifel verschwinden (auch eine, bei der dafür kein »Wunder« nötig ist), unter Umständen eine tiefe Enttäuschung nach sich ziehen kann, Wut auf Gott und quälende Frustration, die den Gesundheitszustand nur zusätzlich belasten. Es ist also meines Erachtens nicht gesund, Patienten eine solche Geisteshaltung zu empfehlen.
Nicht daran zu zweifeln, dass die »perfekte Heilung« eintreten wird, ist noch einmal eine andere Sache. Damit kommen wir nämlich zu der Frage, wie wir »Heilung« eigentlich definieren. Darüber haben wir ja eben schon gesprochen, als wir uns mit medizinischen Wundern beschäftigten.
Bedeutet Heilung, dass eine Krankheit vollständig verschwindet und der frühere Zustand wiederhergestellt wird, oder geht es dabei um eine andere Art von Transformation? Könnte mit Heilung nicht eigentlich eine spirituelle und mentale Transfor-

mation gemeint sein, die zwar nicht in jedem Fall eine Veränderung des körperlichen Zustands bewirkt, aber unser mentales und emotionales Erleben so verändert, dass das, was der Heilung bedarf, geheilt wird in dem Sinne, dass wir nicht länger emotional darunter leiden?

Dazu kommen mir zwei Gedanken. Ich liebe die Fragen, die du ansprichst!
Was den Zweifel angeht, geht es vermutlich darum, dass wir nicht ohne jeden Zweifel an das Eintreten eines ganz bestimmten Resultates glauben sollen, sondern daran, dass alles, was geschieht ... wie soll ich es ausdrücken ...

... stets unserem höchsten Wohl dient.

Ja!
Wenn ich meinen Patienten eines klarmachen möchte, dann, dass es in unserer Fähigkeit, Göttlichkeit zum Ausdruck zu bringen und sich am Leben zu erfreuen, niemals Rückschritte gibt (wenn wir das Leben als ewigen Prozess betrachten). Mit anderen Worten: In spiritueller Hinsicht ist keine Krankheit »schlimm«.
Also geht es an dieser Stelle darum, unseren Leserinnen und Lesern deutlich zu machen, dass sie nicht daran zweifeln sollen, dass letztlich alles gut werden wird, wie auch immer die Situation aussehen mag. Denn zweifellos ist alles, was im Leben geschieht, eine Gelegenheit, immer höher entwickelte Versionen unseres Selbst zur Entfaltung zu bringen.
Laut Gespräche mit Gott *besteht der Sinn des Lebens darin, dass wir uns zu immer großartigeren Versionen unseres Selbst weiterentwickeln, und dieser Prozess wird nicht dadurch umgekehrt oder unmöglich gemacht, dass eine Krankheit einen »negativen« Verlauf nimmt. Sich das bewusst zu machen führt zum inneren Frieden.*

Richtig. Es gibt keine »negativen« Resultate.
Und spirituelle Bewusstheit verhilft uns zu dieser Erkenntnis.

Ganz genau. Zweitens haben meine Vorstellungen von Heilung sich seit den Anfängen meines Medizinstudiums weiterentwickelt – damals kannte ich dich noch nicht, Neale, und dachte, Heilung bedeute, »eine körperliche Erkrankung zu beseitigen«. Unser Gespräch heute bestärkt mich in meiner Ansicht, dass diese Definition von Heilung oberflächlich und unvollständig ist.
Nach etwa zwei oder drei Jahren medizinischer Ausbildung gelangte ich zu der Erkenntnis, dass Heilung weit mehr bedeutet als nur die erfolgreiche Behandlung eines körperlichen Zustandes und dass es dabei offensichtlich auch eine mentale und emotionale Komponente gibt. Doch heute bin ich noch einen Schritt weiter.
Wenn ich heute das Wort Heilung höre, erinnert mich das daran, was deine wunderbare Frau Em sagte, als sie in der vorigen Woche während unseres Gesprächs ins Wohnzimmer kam und hörte, wie wir uns über dieses Buch unterhielten: »Vielleicht sind Gott und Medizin Eins.«
Heute bedeutet deshalb Heilung für mich: die Trennung zwischen der Reise des Körpers und der Reise der Seele auflösen.
Ich bin mir nicht sicher, ob das richtig formuliert ist …

Das ist ausgezeichnet formuliert! Wirklich treffend.

Würdest du Heilung demnach auch so definieren?

Ja! Ich meine, mir gefällt wirklich sehr, was du da gerade gesagt hast!
Würdest du es noch einmal wiederholen?

Ich sagte, dass Heilung die Trennung zwischen der Reise des Körpers und der Reise der Seele auflöst. Wenn Heilung geschieht, werden beide Eins.
Hier treffen sich Gott und Medizin, womit wir beim Titel dieses Buches wären!

Ja. Das ist es! Und es bringt in anderen Begriffen noch einmal zum Ausdruck, was wir bereits ansprachen: die Verbindung zwischen Spiritualität und Körperlichkeit.
Heilung ist, wenn wir diese beiden, ja, alle drei Aspekte - die physische, die mentale und die spirituelle Reise - als Teil eines einzigen Prozesses sehen. Und wenn wir es so sehen, ist es schlicht unmöglich zu glauben, einer dieser Aspekte könnte sich in Disharmonie befinden - denn angesichts dessen, Was Wir Sind, ist das völlig unmöglich.

Und wenn unser Körper, unser Geist und unsere Seele sich in Harmonie befinden, dann herrscht auch Harmonie zwischen allen Ebenen unseres Bewusstseins.
In Gespräche mit Gott *heißt es, dass wir auf der unterbewussten Ebene, der bewussten Ebene, der überbewussten Ebene und schließlich der suprabewussten Ebene (der Kombination aus den ersten drei Ebenen) schöpferisch sind. Und wenn wir von der suprabewussten Ebene her erschaffen, ist, so vermute ich, alles ein Wunder, weil wir von dort präzise gemäß unserer Absicht erschaffen, exakt im Einklang mit der Agenda unserer Seele.*

In völliger Vollkommenheit.

Und mit höchstmöglicher Effizienz, weil sich alles in Harmonie befindet.

Ja. Aber es drängt sich folgende Frage auf: »Wie erschaffen wir denn eigentlich in unserem Leben Resultate?« Ist das überhaupt möglich? Ich meine, ist es überhaupt möglich, dabei Mitschöpfer zu sein? Ich kann darauf hier nicht ausführlich eingehen, denn damit ließe sich ein ganzes Buch füllen. Aber in dem Buch *Glücklicher als Gott*, das Teil der *GmG*-Kosmologie ist, wird diese Frage umfassend erforscht.
Kurz zusammengefasst, setzt das Erschaffen auf der suprabewussten Ebene voraus, dass wir alle Wünsche unseres kleinen

Ego beiseitelassen und uns für die Schwingungen der Absoluten Bedürfnislosigkeit und Bedingungslosen Liebe öffnen, die vom Göttlichen ausstrahlen. Diese Schwingungen können wir in jedem Augenblick spüren, und jedes Mal, wenn wir in unserem Leben vor eine Wahl gestellt sind. Uns auf sie einzustimmen wird leichter und leichter, je öfter wir tief in das Erleben und die Entfaltung unseres Wahren Seins eintauchen. Dabei hilft uns absolute Entschlossenheit und Hingabe.
Wenn wir auf diese Weise in unser Wahres Sein eintauchen, gibt es keine »Nicht-Wunder« mehr, weil wir erkennen, dass alles, was geschieht, auf wunderbare Weise vollkommen ist.

Wunderbar! Das bringt es auf den Punkt!

Es gibt keine »Nicht-Wunder«.
Alles ist ein Wunder!
Und wenn wir das glauben und für wahr halten, finden und erzeugen wir in unserem Leben tiefen, tiefen Frieden. Und gibt es eine bessere Medizin als Frieden?
Nichts übt eine so starke medizinische Heilwirkung aus, nichts wirkt sich energetisch so segensreich auf alle Bereiche unseres Lebens aus als jene Energie, die wir in der menschlichen Sprache Frieden nennen. Sie ist die ruhigste Form der Liebe.
Frieden ist die ruhigste Form der Liebe.

Frieden ist, im Mindesten, die Abwesenheit von Leid. Und Leid ist das, was wir in Wahrheit vermeiden wollen. Ich glaube, wir wollen den Tod weniger vermeiden als das Leiden ...

Da stimme ich dir zu.

Leiden an der Ungewissheit des drohenden Todes oder durch unerträgliche Schmerzen. Letztlich sind es diese und andere Formen des Leidens, die wir vor allem zu vermeiden versuchen.

Ja.

Und wenn wir Frieden erfahren, leiden wir nicht.
Der Kampf endet.

Schön gesagt.

Sollen wir uns also dem nächsten Thema zuwenden? Ich empfinde dieses Kapitel als abgeschlossen.

Na dann: auf zum nächsten!

Ist in der modernen Medizin Platz für Gott?

Wenn Heilung der Punkt ist, wo die Reise des Körpers und die Reise der Seele Eins werden, lädt uns das dazu ein, die Rolle des Arztes in einem völlig neuen Licht zu sehen, was zu einer Reihe neuer Fragen führt.
Wie können wir Ärztinnen und Ärzte diese neue Sicht der Heilung in unseren Berufsalltag einbringen? Lässt sie sich überhaupt in das westliche Medizinmodell integrieren? Und wenn ja, wie würde sich dadurch unser Umgang mit den Patienten verändern?

Lass mich, bevor ich auf deine Fragen eingehe, etwas sagen: Aus meiner Sicht als medizinischer Laie besteht das Traurige des Arztberufes darin, dass die ganze medizinische Intervention in das Leben eines Menschen darauf abzielt, den Tod des Patienten zu vermeiden. Ärzte betrachten sich dann als »erfolgreich«, wenn es ihnen gelungen ist, den Patienten am Leben zu halten, und sie glauben, sie hätten »versagt«, wenn der Patient stirbt.

Ich weiß, dass wir darüber schon gesprochen haben. Hier möchte ich Folgendes sagen: Die Medizin - die moderne Medizin - misst »Erfolg« oder »Versagen« anhand eines simplen und eher groben Rasters.

EBENE 1: Hat der Patient überlebt?

EBENE 2: Konnten starke, quälende Beschwerden des Patienten gelindert werden oder nicht? Und ...

EBENE 3: Hat sich der Gesundheitszustand des Patienten verbessert oder nicht?
Das sind, so wie ich es beobachtet habe, die drei Erfolgskriterien, anhand derer Ärzte beurteilen, ob ihre Maßnahmen erfolgreich waren oder nicht. Ich will gar nicht sagen, dass diese Kriterien schlecht oder unzureichend sind. Nein, es ist gut, den ärztlichen Erfolg an ihnen zu messen. Es ist eindeutig eine gute Sache, wenn die Ärzte diese Dinge erreichen. Aber etwas daran ist traurig: Die meisten Ärzte kümmern sich nicht um das *spirituelle Wohlbefinden* ihrer Patienten. Dabei könnte das spirituelle Wohlbefinden auf die drei anderen Erfolgskriterien einen enorm positiven Einfluss ausüben.
Doch wie mir scheint, messen die allermeisten Ärzte die Effektivität ihrer Interaktion mit den Patienten ausschließlich an den genannten drei Kriterien. Haben sie überlebt? Konnte ihr Leiden gelindert werden? Und hat sich ihr Gesundheitszustand verbessert?
Schön und gut. Aber, ich wiederhole, zu keinem Zeitpunkt wird in Betracht gezogen, welche spirituellen Erfahrungen ein Patient während seiner medizinischen Behandlung macht. Das führt uns zu der Frage, was Ärzte während ihrer Ausbildung eigentlich über Spiritualität und deren Auswirkung auf das Leben ihrer Patienten lernen – und welche Rolle der Arzt dabei spielen könnte, den spirituellen Reaktionsmechanismus des Patienten zu aktivieren, beziehungsweise auf welche Weise er diesen Mechanismus positiv oder negativ beeinflussen könnte.
Bei allen Patienten gibt es bestimmte Heilungsmechanismen – zu ihnen gehört, an sehr prominenter Stelle, das Immunsystem, und es gibt noch andere. Und die Ärzte lernen, wie diese Mechanismen gestärkt und genutzt werden können, sei es durch entsprechende Medikamente, durch chirurgische Eingriffe oder, auf der psychologischen Ebene dadurch, dass Ärzte durch ihr Verhalten und ihre Art zu sprechen ihren Patienten Vertrauen und Zuversicht einflößen. Aber wie kann eine Ärztin, ein Arzt

den *spirituellen* Heilungsmechanismus eines Patienten aktivieren? Oder haben Ärzte darauf überhaupt keinen Einfluss?
Ich bin der Auffassung, dass sie sehr wohl einen Einfluss darauf haben, aber seit mehreren Jahrhunderten schenken sie dem kaum Beachtung – und ich glaube, die moderne Medizin könnte weitaus bessere Therapieerfolge erzielen, wenn sie sich, was die Einbeziehung der Spiritualität angeht, nicht selbst im Weg stehen würde.

Da stimme ich dir zu. In Gespräche mit Gott *heißt es unmissverständlich, dass unsere Natur sich aus drei Teilen zusammensetzt: Körper, Geist und Seele. Die Medizin konzentriert sich in erster Linie auf den körperlichen Anteil und ist im besten Fall eine Kombination aus den körperlichen und den mentalen/emotionalen Aspekten der Heilung (Letzteres gilt für die Ärzte, die, wie man so sagt, »einen guten Draht« zu ihren Patienten haben). Doch die Seele wird, wenn überhaupt, nur sehr selten ins Spiel gebracht. Es ist also, als ob man ein Dreirad mit nur ein oder zwei Rädern zu fahren versucht und sich wundert, warum die Reparaturversuche nicht den gewünschten Erfolg bringen!*
Ich glaube, es liegt daran, dass uns der Blick für das Ganze fehlt – und ausgerechnet den wichtigsten Aspekt unseres Wahren Seins beachten wir nicht, nämlich unsere Verbindung zu unserer Seele, zu unserem Höchsten Selbst, und den wahren Grund, warum wir hier auf diesem Planeten sind. Wenn wir eine »holistischere« Perspektive einnehmen, bei der wir die Triade aus Körper-Geist-Seele ehren, ändert das alles – von unserem Erleben der Krankheit bis zu der Erfahrung, die wir »Heilung« nennen. Meiner Meinung nach sind Heilung und das »Kurieren einer körperlichen Erkrankung« nicht das Gleiche, worauf wir in diesem Gespräch schon mehrfach hingewiesen haben. Und die bloße Tatsache, dass ein Patient überlebt hat, garantiert keineswegs, dass er oder sie künftig ein Leben in Freude und Frieden und frei von Leid führen kann.
Ein Leben, das von Freude und Frieden erfüllt und frei von Leid ist, resultiert aus einer spirituellen Entscheidung. Mit den äußeren Lebensum-

ständen hat das wenig zu tun, sondern es geht darum, welche Haltung *wir zu diesen Umständen einnehmen.*

Ein eindrucksvolles Beispiel hierfür war Ken Keyes jr., der Das Handbuch zum höheren Bewusstsein *schrieb.*[11] *Im Alter von 25 Jahren erlitt Keyes infolge einer Polio-Erkrankung eine Tetraplegie (Lähmung vom Hals abwärts). Doch statt nach diesem unerwarteten Schicksalsschlag zu resignieren, nutzte er ihn als Plattform, um sein Höchstes Selbst zu erfahren.*

Keyes akzeptierte *seine Behinderung und entwickelte schließlich sogar Dankbarkeit für die Schwierigkeiten, mit denen er konfrontiert war. Er lernte, sich von psychologischem und spirituellem Leiden zu befreien, trotz seiner körperlichen Einschränkungen.*

Ken Keyes jr. wurde zum Bestsellerautor, gefragten Vortragsredner und wundervollen Lehrer und Mentor, denn er zeigte den Menschen, was Heilung wirklich bedeutet – nicht in strikt körperlicher Hinsicht, sondern in dem umfassenderen Sinn, das eigene Wahre Sein zu entdecken und zu entfalten und so herauszufinden, wozu wir hier auf dem Planeten sind.

Das führt uns unvermeidlich zu der Frage: Hätte Ken Keyes eine so tief greifende und für andere inspirierende Transformation seines Lebens auch ohne seine Polio-Erkrankung vollziehen können? War also diese Krankheit ein Rückschlag oder ein Sprungbrett für seine spirituelle Entwicklung?

Was das betrifft, liegt es allein bei uns, wie wir jede Erfahrung in unserem Leben deuten – als Hindernis oder als Chance. Und genau diesen Punkt verdeutlicht uns das Leben von Ken Keyes.

Hier kommt der spirituelle Aspekt der Heilung zum Tragen.

In seinem Buch *Discovering The Secrets of Happiness*, in dem Ken die Erfahrungen mit seiner Krankheit schilderte, ging er dieser Frage nach. Er deutet darin an, dass seine Behinderung sich möglicherweise geradezu als Geschenk erwies:

»Vielleicht hätte ich mich so ins Geschäftsleben und den gesellschaftlichen Konkurrenzkampf verstrickt, dass ich gar nicht lange genug hätte still sitzen können, um mir über meine Sicherheit, mein Empfinden und meine Machtillusionen klar zu werden – ich hätte gar nicht herausgefunden, wie ich diese Probleme angehen und mein Herz für mehr Liebe öffnen kann. Meine Realität sieht so aus, dass ich ein aktives Leben führe und viel zu beschäftigt bin, um darüber nachzugrübeln, dass ich auf den Rollstuhl angewiesen bin. Heute betrachte ich meine sogenannte ›Behinderung‹ als eines der Geschenke des Lebens.«

Dass Ken Keyes' *Handbuch zum höheren Bewusstsein* ein solcher Bestseller wurde und so viele Menschen berührte, liegt daran, dass sein persönlicher Schicksalsschlag so dramatisch war. Die Leute konnten gar nicht anders, als sich Kens Situation anzuschauen und zu denken: »Wenn jemand, der vom Hals abwärts gelähmt ist, es trotzdem schafft, sein Leben und seine Situation als Segen zu betrachten, welchen Grund habe ich dann, mich zu beklagen?!«

Damit will ich nicht sagen, dass es falsch ist, sich über Probleme zu beklagen, die uns zu schaffen machen, aber Menschen wie Ken Keyes zu erleben und von ihnen zu hören verändert unsere Sicht der Dinge.

Ich hatte übrigens kurz nach dem Erscheinen von *Gespräche mit Gott* das Privileg, Ken Keyes persönlich zu treffen.

Er muss ein wirklich bemerkenswerter und zutiefst inspirierender Mensch gewesen sein.

Ja, das war er. Ganz gewiss.

Du erwähnst ihn in mehreren deiner Bücher. Es ist keine geringe Leistung, sein ganzes Leben im Rollstuhl zu verbringen, vom Hals abwärts gelähmt, und trotzdem fest daran zu glauben, dass man alles hat, was man braucht, um ein vollkommen glückliches, erfülltes Leben zu führen. Solche Menschen begegnen uns wirklich nur selten!

Deshalb ist Keyes ein perfektes Beispiel, um diesen größeren Aspekt zu verdeutlichen, um den es uns hier geht ... dass nämlich eine wirkliche

Heilung erst möglich wird, wenn wir uns mit dem größeren metaphysischen Bild dessen befassen, was in spiritueller Hinsicht mit dem Patienten geschieht.

Es stellt sich also die Frage: Ist die moderne Medizin bereit, die Gültigkeit dessen anzuerkennen, was du eben beschrieben hast? Gibt es in der gegenwärtigen medizinischen Praxis überhaupt Raum für den metaphysischen Aspekt? Das frage ich dich als Ärztin. Du hast erst vor wenigen Wochen dein Medizinstudium abgeschlossen. Du weißt also, was euch Ärzten heute während der Ausbildung vermittelt wird und wie die aktuelle Situation ist. Wie lautet deine Antwort?

Was meine eigenen Erfahrungen angeht, würde ich die Frage mit Nein beantworten. Ich würde sagen, dass sich zwar allmählich eine ganzheitlichere Sicht der Dinge entwickelt, die vielleicht sogar an eine »mental-emotional-spirituelle« Herangehensweise grenzt … aber das ist noch sehr weit von dem Level entfernt, über das du sprichst. Es gibt eine gewisse Annäherung, aber angekommen ist die Medizin dort gewiss noch nicht. Deswegen glaube ich, dass Gespräche wie dieses, in dem wir ergründen, wie der metaphysische Aspekt der Medizin aussehen könnte, ein wichtiger erster Schritt sind.
Es gibt da einen besonders anrührenden Fall, den ich an dieser Stelle gerne schildern möchte.
Es geht um ein Frühchen, ein Baby, das bereits Mitte der 23. Schwangerschaftswoche geboren wurde – nur wenige Tage vor dem Zeitpunkt, der als »Schwelle der Lebensfähigkeit« bezeichnet wird (also das Mindestalter, in dem Babys überlebensfähig sind, das normalerweise bei 24 Wochen liegt). Vorher ist der kleine Körper einfach noch nicht bereit dafür, in der Außenwelt zu überleben. Zum Beispiel ist die Lunge noch nicht genug entwickelt, um atmen zu können. Und der Verdauungstrakt kann die Muttermilch noch nicht verarbeiten.
Dieser kleine Junge war also nur noch ein paar Tage von dem Entwicklungsstadium entfernt, in dem er in der Außenwelt hätte überleben kön-

nen. Seine Mutter war von Traurigkeit und Schmerz überwältigt, als die Ärzte ihr voller Bedauern sagten, dass ihr Baby wohl nicht überleben würde. Die Chancen standen nur hundert zu eins, dass er es schaffen würde, sodass es an ein Wunder gegrenzt hätte.

Und jetzt kommt das, was mich zutiefst erschütterte und berührte. Ich werde es nie vergessen, solange ich lebe und als Ärztin praktiziere.

Trotz der scheinbar tragischen und hoffnungslosen Situation erklärten sich die beiden zuständigen Spezialisten – der Neonatologe und der Gynäkologe – bereit, bei der Geburt dabei zu sein. Obwohl die Überlebenschancen des Kindes gegen null tendierten, standen die beiden Ärzte der Mutter und der Familie bei. Sie sagten zu der Mutter: »Wir sind hier für den unwahrscheinlichen Fall, dass etwas getan werden kann, um Ihrem Baby zu helfen … und wenn nicht, können wir wenigstens für Sie da sein.«

Das Baby überlebte nicht. Er war das kleinste menschliche Wesen, das ich je gesehen habe, kaum mehr als 20 Zentimeter groß, mit bleistiftdünnen Beinen und Armen. Die Spezialisten untersuchten den Jungen kurz, sahen aber, dass er nicht länger als ein paar Minuten am Leben bleiben würde. Behutsam gaben sie ihn seiner Mutter, sodass sie einen kostbaren Augenblick mit ihrem Sohn teilen konnte, ehe er still in ihren Armen starb.

Bemerkenswert daran ist, dass trotz des Resultates (das viele als negativ einstufen würden) die Heilung, die dort stattfand, atemberaubend und transformativ war. So etwas hatte ich nie zuvor miterlebt.

Diese beiden Spezialisten waren die einzigen Ärzte, bei denen ich während meiner Ausbildung erlebte, dass sie ihre Schutzwälle öffneten und leise mit einer Patientin weinten. Sie ließen sich auf die Traurigkeit dieses Augenblicks ein, und obwohl sie das Resultat nicht zu ändern vermochten, war allein ihre Anwesenheit und ihr Verhalten heilend. Das weiß ich, denn es erschuf eine Atmosphäre, in der die Mutter und die Familie trotz der Tragik der Situation das Gefühl hatten, nicht allein zu sein. Und sie hatten das Gefühl, dass ihre Erfahrung, jedenfalls zu einem gewissen Grad, geheilt wurde … oder die Heilung wenigstens erleichtert wurde.

Doch dieser »ganzheitliche Weg der Heilung« war niemals Bestandteil unserer medizinischen Ausbildung, wurde nie auch nur erwähnt. Ich habe ihn von Zeit zu Zeit miterleben dürfen – und ich bewundere jene Ärzte sehr, die ihre Arbeit um diese metaphysische Ebene erweitern –, aber ich muss leider sagen, dass sie das nicht aufgrund ihrer Ausbildung, sondern allein aus eigenem Antrieb tun.

Also gehört das keineswegs zum medizinischen Standard. Aber glaubst du, es wäre dafür Raum in der modernen Arztausbildung, und würdest du befürworten, dass metaphysisches Wissen und spirituelle Praktiken Bestandteil der Ausbildung werden, um Ärztinnen und Ärzte besser auf ihren Beruf vorzubereiten?

Ich persönlich denke, dass dies auf jeden Fall Bestandteil des Arztberufs und der Ausbildung sein sollte. Und ich bin sicher, dass unzählige Patienten mir darin zustimmen würden.
Ich sage das, weil sehr viele Menschen unzufrieden mit ihren Erfahrungen im Gesundheitswesen sind – und, was manche überraschen wird, diese Unzufriedenheit bezieht sich in den meisten Fällen nicht auf die eigentliche medizinische Behandlung, sondern auf den Mangel an emotionaler und spiritueller Zuwendung während dieser Behandlung. Jedenfalls ist das mein Eindruck.
Also ja, ich bin absolut der Meinung, dass in der modernen Arztausbildung Raum für das sein sollte, was wir, etwas allgemein, Spiritualität nennen! Dafür gibt es mehrere Gründe.
Erstens, das heutige Medizin-Konzept beruht mehr auf Lebensquantität als auf Lebensqualität. Aber ich denke, dass das, woran die Menschen wirklich interessiert sind, die Heilung ihrer Lebensqualität ist. Mit anderen Worten, hier auf diesem Planeten Erfahrungen zu machen, die wirklich erfüllend sind. Und wenn man darüber nachdenkt, ist das absolut einleuchtend. Ich meine, das ist doch schließlich auch der Grund, warum die Leute zu deinen Retreats kommen: Es mangelt in ihrem Leben an Erfüllung – und zwar ganz unabhängig von ihrem Gesundheitszustand.
Und daher glaube ich, dass in jedem Beruf, einschließlich des Arztberufes, die Priorität darauf liegen sollte, diesen spirituellen und metaphysischen Aspekt zur Entfaltung zu bringen, und damit den wahren Grund, warum

wir hier sind. Welchen Sinn hat es, am Leben zu bleiben, das Leben zu erhalten, wenn wir in diesem Leben keine Erfüllung finden? Viel zu viele Patienten, die als geheilt aus dem Krankenhaus entlassen werden, leiden unter einem großen Mangel an spiritueller Erfüllung. Es fällt mir schwer, das im Hinblick auf den wahren Grund unseres Erdenlebens als echte Heilung zu bezeichnen.

Wenn wir aber die Physik der Medizin durch die Metaphysik ergänzen, stehen wir vor der Herausforderung, klären zu müssen, welches metaphysische Modell, welches Glaubenssystem, welche spirituelle Denkrichtung hierbei den Vorzug erhält und in den medizinischen Lehrplan aufgenommen werden soll.

Erklären wir den Medizinstudenten, dass das existiert, was Gott genannt wird? Oder wählen wir einen anderen Ansatz und sagen: »Nennen wir es nicht Gott, aber lasst uns wissenschaftlich anerkennen, dass es im Universum Energie gibt ... dass das Leben in seiner Gesamtheit aus Energie besteht und dass diese Energie mit vorhersagbaren und gleichbleibenden Resultaten manipuliert und gelenkt werden kann.«?

Wenn wir daran glauben, sollen wir dann einen Kurs ins Medizinstudium aufnehmen, in dem unterrichtet wird, wie diese universale Energie, die wir Leben nennen, mit vorhersagbaren und gleichbleibenden Resultaten kontrolliert und gelenkt werden kann? Sollen wir auch für dieses Gebiet die gleiche Messbarkeit und Wiederholbarkeit fordern wie auf anderen medizinischen Forschungsgebieten?

Der Wunsch, die Metaphysik zum Bestandteil der Arztausbildung zu machen, stellt uns also vor viele schwierige Fragen. Und dass bisher niemand in der Lage war, diese Fragen zu beantworten, ist zweifellos der Grund, warum sie nicht längst Teil der Ausbildung ist.

Ironischerweise werden die Mitglieder jenes Berufsstandes, der zu den weltweit wichtigsten zählt - weil es seine Aufgabe ist, unser Leben zu erhalten und selbst die schwersten Krankheiten zu heilen –, also in keiner Weise darin geschult, jenen Aspekt des Menschseins in ihre Arbeit einzubeziehen, der den größten Einfluss auf unsere körperliche und psychische Verfassung hat.

Darin liegt wirklich eine große Ironie. Und, ja, es entstünden wohl in der Tat endlose Kontroversen darüber, welche Religion oder Spiritualität in den Lehrplan aufgenommen, welchem Gott Ehre erwiesen werden soll und wie (wenn überhaupt) die Seele in die ärztliche Praxis zu integrieren wäre.

Das würde das Erstellen eines Lehrplans äußerst schwierig oder sogar ganz unmöglich machen und ebenso die Festlegung eines »Goldstandards« für die ärztliche Praxis, mit dem alle einverstanden wären. Es ist also absolut verständlich, warum die Ärzteschaft bis heute Überschneidungen mit jeder Art von Spiritualität oder Religion möglichst vermieden hat.

Ich halte die Situation aber nicht für hoffnungslos.

Im Gegenteil bin ich sehr zuversichtlich, dass wir Gott tatsächlich in den medizinischen Lehrplan integrieren können. Ich glaube sogar, dass das einfacher ist, als wir denken, und dass wir uns dabei nicht für »den einen Weg« entscheiden müssen. Ich denke, es könnte viele Wege geben, jeweils maßgeschneidert für den einzelnen Mensch und bestimmte Situationen. Statt festen Anforderungen können wir eine Reihe von Prinzipien schaffen, damit die Menschen frei sind, Gott in der Art und Weise einzubeziehen, wie es für die Situation und die beteiligten Personen am förderlichsten ist.

Neale, mir kommt da gerade ein Gedanke. Wäre es nicht wundervoll, wenn wir Ärzte dazu inspirieren könnten, die Vier Fundamentalen Lebensfragen zu stellen? Die Fragen, über die wir am Anfang dieses Buches gesprochen haben: Wer bin ich? Wo bin ich? Warum bin ich, wo ich bin? Was tue ich hier?

Ich werde nie vergessen, wie ich dir damals von meinen Problemen als Medizinstudentin erzählte und du mich sanft und freundlich unterbrachst und sagtest: »Brit, überlege, aus welchem Grund du dort bist, wo du bist.« Wenn wir einfach nur die Menschen dazu ermuntern könnten, sich diese Frage selbst zu beantworten, würde das bestimmt enorm viel bewirken.

Stell dir vor, jede Ärztin, jeder Arzt würde, bevor sie oder er ein Krankenzimmer betritt, einen Moment innehalten und sich fragen: »Was tue ich hier? Geht es mir darum, so viele Patienten wie möglich so schnell wie möglich abzufertigen, um maximal viel Geld zu verdienen? Oder kann es sein, dass ich hier bin, um einer spirituellen Agenda zu dienen, die sowohl die Entfaltung meines wahren Selbst betrifft wie das spirituelle Wohlergehen meines Patienten? Wenn ja, wie kann ich diese Agenda bestmöglich zum Ausdruck bringen?«
Ich erinnere mich noch gut an den Moment, als du mir diese Frage stelltest. Das traf mich total unvorbereitet. Nie zuvor hatte ich gehört, dass jemand die Begegnung zwischen Arzt und Patient aus einer solchen Perspektive betrachtete. Und das änderte meine gesamte Motivation als Ärztin! Ich dachte: »Na klar, so ist das: Ich tue diese Arbeit, um einer spirituellen Agenda zu dienen.«
Ich erkannte, dass meine Arbeit stets einen metaphysischen Aspekt hat, und dadurch veränderte sich meine ganze Berufseinstellung.

Ich bin aus einem Grund hier auf Erden, der die physische Materialität des Augenblicks transzendiert.

Dieser Satz gefällt mir sehr gut!

Ja, und er führt uns unmittelbar zu der Frage: Was ist der Sinn meines Lebens insgesamt? Und was ist der Sinn dieses gegenwärtigen Augenblicks innerhalb dieser größeren Agenda?

Ein Ausblick in die Zukunft: Heilung für die Menschheit

Ich denke, es ist an der Zeit, dass wir einen Ausblick in die Zukunft wagen – nicht nur die Zukunft der Medizin, sondern, was gewiss am wichtigsten ist, die Zukunft der Menschheit.

Den Anfang möchte ich machen, indem ich von einer neuen, aufregenden medizinischen Technologie berichte, die nicht nur medizinische, sondern auch spirituelle Fragen aufwirft: Erinnerst du dich an das Humangenomprojekt, das 2003 für viel Aufsehen sorgte? Es handelte sich um die weltweit erste »Blaupause« des menschlichen Genoms und ermöglichte uns einen nie da gewesenen Einblick in die Art und Weise, wie die Natur unsere Spezies erschuf. Es handelte sich um eine so revolutionäre Entdeckung, dass man ihre Bedeutung mit der ersten Mondlandung verglich.

Kürzlich nahm ich an einem Kurs teil, in dem wir uns mit neuesten Entwicklungen der Medizin befassten, und dabei zählte die sogenannte »genetische Medizin« zu den Höhepunkten. Darauf möchte ich nun kurz eingehen. Sie geht über das Humangenomprojekt weit hinaus in den Bereich der personalisierten Gensequenzierung, die, so die Prognose, schon bald zum medizinischen Alltag gehören wird!

Innerhalb der nächsten fünf Jahrzehnte will man es möglich machen, dass das Genom eines jeden Patienten vollständig sequenziert werden kann und für den Hausarzt verfügbar ist. Diese Informationen werden uns Ärzte in die Lage versetzen, medizinische Diagnosen und Therapien in einer Weise individuell für jeden Patienten maßzuschneidern, wie man es bislang nicht für möglich gehalten hätte.

Bisher beruhte die Medizin auf einem Modell, bei dem Therapien in einem recht groben Raster auf verhältnismäßig große Patientengruppen zugeschnitten wurden. Wenn ein Patient mit bestimmten Symptomen zum Arzt kommt, erstellen wir Diagnosen und therapieren auf der Grundlage, dass diese Maßnahmen erfahrungsgemäß bei relativ vielen Patienten Erfolg versprechen. Doch es zeigt sich, dass dieses »grobrasterige« Modell nicht sonderlich effektiv ist, weil jeder Mensch einzigartig ist und anders auf unsere Behandlungsmethoden reagiert. Doch diese individuellen Reaktionen lassen sich anhand der Gene der betreffenden Person zum großen Teil vorhersagen.

In der Zeitung Globe and Mail *erschien zum Beispiel gerade ein Artikel über die genetische Behandlung von Mukoviszidose.*[12] *Darin wird über das Medikament Kalydeco berichtet, das bei jenen 4 Prozent der Mukoviszidosekranken, bei denen eine bestimmte genetische Mutation vorliegt (es gibt mehrere genetische Varianten dieser Krankheit), das ganze Leben von einem Augenblick zum anderen verändern kann.*

Normalerweise ist die Lebensqualität von Kindern mit Mukoviszidose erheblich beeinträchtigt. Wenn sie aber an dieser speziellen genetischen Variante der Krankheit leiden, kann die Gabe von Kalydeco eine dramatische Wende herbeiführen! Das ist ein eindrucksvolles Beispiel dafür, wie eine individuell zugeschnittene Therapie Leben retten kann.

Der Nachteil dieses »Wundermittels« gegen Mukoviszidose besteht allerdings darin, dass eine Behandlung damit in Kanada pro Patient derzeit 300 000 Dollar jährlich kostet. Aber das hat damit zu tun, dass es sich um eine völlig neue Behandlungsmethode handelt. Man erwartet, dass Gentherapien schon bald die Norm und für alle Patienten verfügbar sein werden.

Ein weiteres Beispiel für den Einsatz der personalisierten Genmedizin ist der Fall der Schauspielerin Angelina Jolie. In den Medien wurde berichtet, dass Angelina Jolie sich prophylaktisch beide Brüste entfernen ließ, weil ihre Mutter an Brustkrebs erkrankt war und man bei Jolie ebenfalls das BRCA1-Gen nachgewiesen hatte. Das bedeutet, dass bei der Schauspielerin eine Wahrscheinlichkeit von 87 Prozent besteht, an Brustkrebs zu erkranken, und eine Wahrscheinlichkeit von 50 Prozent für eine Krebserkrankung der Eierstöcke.

Seit Jolie öffentlich über ihren Gentest berichtete, stieg laut einem Bericht der Huffington Post *die Anzahl der Frauen, die sich ebenfalls testen ließen, um 90 Prozent.*[13] *Wir sehen also, dass eine »personalisierte Medizin« große Vorteile haben kann, bei der Therapie wie auch in präventiver Hinsicht.*

Ja, die Fortschritte, die es da gegenwärtig gibt, sind wirklich bemerkenswert.

Aber der Grund, warum ich das zur Sprache bringe, geht weit über das Medizinische hinaus.
Meine weitreichendere, umfassendere Beobachtung ist, dass das, was wir gerade in der Medizin tun, also eine »individualisierte« Form der Behandlung zu entwickeln, statt die Patienten »über einen Kamm zu scheren«, gegenwärtig auch in vielen anderen Lebensbereichen stattfindet. Wir tun es im technischen Bereich, durch die Personalisierung unserer Mobiltelefone, Laptops und Tablets. Es geschieht im Immobilienbereich, wo wir bei der Gestaltung unseres Zuhauses nach Individualität streben. Auch bei Schule und Ausbildung wird heute viel mehr Wert auf individuell zugeschnittene, an persönlichen Fähigkeiten und Interessen orientierte Angebote gelegt.
Doch es gibt ein Gebiet, wo wir das bis heute total vernachlässigt haben, und das ist unsere Spiritualität. Dabei handelt es sich da doch vermutlich um den wichtigsten Bereich überhaupt!
Daher lautet meine Frage: Wie können wir in unserer Kultur die Menschen dazu ermutigen, eine persönliche Beziehung zu Gott aufzubauen? Mit anderen Worten, was wäre notwendig, um uns alle dazu anzuregen und zu inspirieren, nach einzigartigen, individuellen Ausdrucksformen des Göttlichen in uns zu streben?
Spiritualität scheint mir der Lebensbereich zu sein, wo der Anpassungsdruck am größten ist – in einem Ausmaß, dass schon die Idee, ein »Gespräch mit Gott« zu führen, wie du es getan hast, von sehr vielen Menschen als völlig absurd oder gar blasphemisch empfunden wird. Doch für alle, die wenigstens eines deiner Bücher gelesen haben, ist

offensichtlich, wie tief greifend und wunderschön diese Erfahrung dein Leben verändert hat.
Einfach ausgedrückt, ist unser einzigartiger spiritueller Selbstausdruck der Grund, warum wir auf den Planeten gekommen sind. Doch in unserer Kultur genießt dieser Bereich die geringste Aufmerksamkeit und Wertschätzung. Unsere Kulturgeschichte mag uns zu allem Möglichen ermutigen, aber ganz sicher nicht dazu, eine persönliche, auf gegenseitiger Kommunikation beruhende Beziehung zu Gott zu entwickeln.
Wenn wir bereit sind, so viel Zeit und Geld in die Sequenzierung des persönlichen Genoms eines jeden Menschen zu investieren, können wir da nicht wenigstens einen Bruchteil dieses Aufwandes dafür einsetzen, alle Menschen zu ermutigen und inspirieren, spirituelle Verbindung zu ihrem Höchsten Selbst aufzunehmen? Oder ist das zu viel verlangt?

Dass nur sehr wenige Menschen sich bisher motiviert, inspiriert und ermutigt fühlen, die Gestaltung ihrer individuellen spirituellen Erfahrung selbst in die Hand zu nehmen, sie selbst zu kreieren - wahrhaft eine persönliche Beziehung zu Gott einzugehen -, liegt daran, dass es genau an dieser Inspiration und Ermutigung fehlt, wie du richtig bemerkt hast. Aber es gibt noch eine tiefere Ursache.
Die meisten Menschen sind sich überhaupt nicht bewusst, dass das Leben in erster Linie eine spirituelle Erfahrung ist und dass der Sinn des Lebens im physischen Bereich mit der spirituellen Erfahrung jeder Menschenseele verknüpft ist.
Der wahre Grund, dass die Menschen nicht motiviert sind, eine individuelle, persönliche Beziehung zu Gott aufzubauen, besteht also darin, dass ihnen überhaupt nicht klar ist, dass der Sinn des Lebens nur sehr wenig mit seinem rein physisch-materiellen Ausdruck zu tun hat. In *Was wirklich wichtig ist* schrieb ich, dass 98 Prozent der Weltbevölkerung 98 Prozent ihrer Zeit mit Dingen verbringen, die nicht wichtig sind.
Ich muss also leider feststellen, und das ist doch ziemlich schockierend, dass der bei Weitem größte Teil der Menschheit –

nicht 60 bis 70 Prozent, sondern 85 bis 90 Prozent – sich einfach seinem auf das Materielle fokussierten Alltag widmet. Von Woche zu Woche, Monat zu Monat, Jahr zu Jahr konzentrieren sich die Menschen ganz auf das, was sie in ihrem Leben materiell hervorzubringen hoffen. Sie streben, suchen, sehnen sich nach dem, was sie ihrer Ansicht nach brauchen, um »erfolgreich« und glücklich zu sein.

Die Zahl derer, die erkannt haben, dass der ganze Sinn des Erdendaseins darin besteht, die Agenda der Seele zu entfalten und voranzubringen, ist, prozentual gesehen, erstaunlich gering. Wenn man das berücksichtigt, erstaunt es nicht, dass die Leute nicht motiviert sind, eine persönliche Beziehung zu Gott aufzubauen.

Unsere von dir eben geschilderte, stetig wachsende Fähigkeit, die Menschen gesund zu erhalten und möglicherweise sogar ihre Lebenserwartung zu verlängern – vielleicht in einem Ausmaß, das unsere kühnsten Vorstellungen übersteigt –, hat einen interessanten Aspekt: Wenn es uns nicht gelingt, die Menschen in die Lage zu versetzen, sich ein geistiges Fundament zu schaffen, das es ihnen ermöglicht, diese höhere Lebenserwartung und bessere körperliche Gesundheit zu nutzen, um die Erfahrungen zu erschaffen, nach denen sich ihre Seele sehnt, können diese Wunder der modernen Medizin sogar unsere subjektiv empfundene Lebensqualität verringern.

Der Grund dafür, leben zu wollen, Sinn und Erfüllung im Leben zu finden, könnte – ironischerweise – durch eine immer längere zeitliche Ausdehnung des physischen Lebens infrage gestellt werden. Das trifft aber nur auf unsere eigene Spezies zu – also uns Erdlinge. Weil wir eine sehr, sehr junge Spezies sind.

Die älteren, reiferen fühlenden Spezies im Universum sind sich sehr wohl bewusst, dass ihre Fähigkeit, sich physisch zu verkörpern und miteinander und mit dem Rest der physischen Umwelt zu interagieren, das größte aller Geschenke ist, weil es ihnen unvergleichliche Möglichkeiten bietet, die Agenda ihres spirituellen Selbst zu erfüllen – was nur im Reich des Physischen möglich ist. Oder, wenn du diese Bezeichnung bevorzugst, im Reich des Relativen.

Daher sind sich die fühlenden Wesen anderswo im Universum, von denen viele Spezies viel älter und reifer sind als wir, darüber im Klaren, welch kostbarer Schatz das physische Leben für sie ist. Und sie leben viel, viel länger, als wir es uns heute vorstellen können.

In *Gespräche mit Gott* wird betont, dass wir eigentlich dazu bestimmt sind, ewig zu leben, dass fühlende Wesen ihre physische Existenz eigentlich unbegrenzt lange aufrechterhalten können. Sie müssen überhaupt nicht sterben, es sei denn, sie entscheiden sich aktiv dafür, nach einem physischen Leben, das vielleicht mehrere Hundert Jahre währte, in eine andere Ausdrucksform überzuwechseln. Das kann viele Gründe haben, hat aber nichts mit den Todesursachen zu tun, mit denen menschliche Wesen heutzutage konfrontiert sind.

Die heutige Lebenserwartung von etwa 60 bis 90 Jahren ist eigentlich sehr niedrig, zumal wenn man berücksichtigt, wie viele Menschen infolge von Unfällen oder Krankheiten noch viel früher sterben. Du hast aber bereits auf ein wichtiges Anzeichen dafür hingewiesen, dass unsere Spezies reifer wird: Wir lernen tatsächlich, unsere Lebenserwartung und Gesundheit zu verbessern. Die Lehrer des von dir erwähnten Kurses haben vollkommen recht. In den nächsten fünf Jahrzehnten wird es uns bestimmt gelingen, im Durchschnitt deutlich länger als 100 Jahre zu leben. Und eines Tages wird der hundertste Geburtstag für uns bedeuten, dass wir uns gerade erst in der Lebensmitte befinden!

Schon bald wird die biogenetische Medizin in der Lage sein, ganze Körperorgane zu erzeugen und auszutauschen. In 50 bis 60 Jahren wird es für uns einfach keinen Grund mehr geben, sterben zu müssen, ohne es zu wollen. Und wir werden ganz sicher nicht mehr an »Altersschwäche« sterben, denn wir werden in der Lage sein, abgenutzte »Bauteile« unseres Körpers durch neue zu ersetzen. Das »Alter« an sich wird also keine Todesursache mehr sein. Sicher können weiterhin Unfälle vorkommen, bei denen wir so stark verletzt werden, dass unser Körper sich nicht mehr reparieren lässt. Dass aber Leute aus Altersgründen »das Zeitliche segnen« wird für immer der Vergangenheit angehören.

Das wird die Menschen vor ganz neue Herausforderungen stellen. Denn sie müssen sich dann wirklich mit den Fragen auseinandersetzen, die uns heute beschäftigen, wenn wir so alt werden, wie ich es jetzt bin. Die Menschen werden sich dann tatsächlich fragen: »Was ist der Sinn meines Lebens? Was fange ich mit meinem Leben an, wenn es 120, 150, 170 Jahre dauert oder noch viel länger? Warum habe ich mich in dieser physischen Welt verkörpert?«

Wenn wir 150 Jahre oder länger leben, wird offensichtlich, dass es dabei nicht bloß darum gehen kann, dass wir unseren Traumpartner finden, Kinder bekommen, Karriere machen, uns ein tolles Auto und ein tolles Haus leisten können ... Es *muss* noch etwas anderes geben. Wenn wir so lange leben, wird es zwangsläufig irgendwann langweilig, materielle Annehmlichkeiten anzuhäufen.

Wird also diese stark verlängerte Lebensspanne für die Agenda der Seele arbeiten oder sich eher zu einem Hindernis entwickeln?

Die Antwort werden uns jene Menschen geben, die nicht nur der Gesundheit des Körpers besondere Aufmerksamkeit widmen, sondern der Existenz der menschlichen Seele und ihrer Bestimmung und Funktion in jenem Prozess, den wir allgemein das menschliche Leben nennen.

Auf jeden Fall wirft es die wichtige Frage auf: Sind wir hier, um der Agenda des Körpers zu dienen (uns also dem Ansammeln »materieller Annehmlichkeiten« zu widmen, wie du es ausgedrückt hast), oder sind wir

nicht in Wahrheit hier, um der Agenda der Seele zu dienen? Und unser Erleben, vor allem unser spirituelles Erleben würde sich zweifellos dramatisch verändern, wenn unsere Lebenserwartung 150 Jahre beträgt.
Bei deinen Retreats ist mir aufgefallen, dass die Leute oft mit ihrer spirituellen Suche beginnen, wenn sie die Mitte unserer heutigen Lebensspanne erreichen. Denn, wie du es formuliert hast, verliert die materielle »To-do-Liste« dann an Bedeutung: Partnerwahl, Besitz, Karriere. Irgendwann zwischen 40 und 60 wird den Leuten klar: »Okay, ich habe das alles geschafft, und es war wunderbar ... aber vielleicht ist da noch mehr.«
Eine dreimal so lange Lebenserwartung würde diesen Wunsch nach einem tieferen Lebenssinn sicherlich verstärken.

Stell dir das vor! Stell dir vor, du hast all das erreicht, von dem man heute »erwartet«, dass man es mit 45, 50 oder vielleicht 60 erreicht haben sollte. Was fängst du dann mit den nächsten 100 Jahren an?

(Lacht.) Das ist eine wirklich gute Frage.

Das ist *die* Frage. Die menschliche Gesellschaft – und die Medizin als wichtiger Teil dieser Gesellschaft – tut gut daran, darauf eine Antwort zu finden.
Denn die Ärzte werden künftig mehr sein als Heiler und »Lebensverlängerer«. Man wird von ihnen auch verlangen, Lebenserklärer zu sein. Besonders die Arbeit jener Ärzte, die sich selbst Psychiater nennen, wird sich erheblich verändern. Wenn die Mediziner anderer Fachgebiete die Lebensspanne der Menschen verlängern, wird ein ganz neues ärztliches Berufsfeld entstehen. Die Psychiater – und ich wette, dass das noch zu deinen Lebzeiten geschehen wird – werden ihren Aufgabenbereich erweitern. Dieses neue Feld der Psychiatrie ... nun, genau kann man das natürlich nicht wissen, aber ich vermute, dass man es »spirituelle Psychiatrie« nennen wird.

Soviel ich weiß, setzt sich der Begriff »Psychologie« aus den beiden griechischen Wörtern für *Seele* (»psyché«) und Lehre (»lógos«) zusammen. »Psycho-logie« ist also die Lehre von der Seele.

Dann, als die Psychologie eine moderne Wissenschaft wurde, entfernte man die Seele aus ihr. Und heute erwähnen die meisten Psychologen und Psychiater das Wort Gott erst gar nicht – es sei denn, der Patient redet von sich aus über dieses Thema. Doch selbst dann können sie mit dem Patienten nur über dessen Gedanken zum Thema Gott sprechen. Es gilt als Grenzübertretung, wenn Psychiater bei Therapiesitzungen eigene Ideen und Vorstellungen über Gott darlegen. Sie dürfen nur über das reden, was der Patient selbst in das Gespräch einbringt.

Doch innerhalb der nächsten 50 Jahre werden spirituelle Therapeuten als neuer Zweig von Psychiatrie und Psychologie so selbstverständlich werden wie heute Hals-Nasen-Ohren- oder Augenärzte. Man wird die physischen, körperlichen Disziplinen der Medizin durch die Metaphysik als neues Fachgebiet ergänzen.

Dabei muss ich an eine Pädriatische Onkologin denken, mit der ich zusammenarbeitete, also ein Fachärztin für Krebserkrankungen bei Kindern. Viele Menschen sind gewiss der Ansicht, dass dies ein sehr aufreibender und trauriger Beruf sein muss, da viele dieser Kinder nie das Erwachsenenalter erreichen. Aber ich werde niemals vergessen, was diese Ärztin den Kindern gab. Sie war zweifellos eine »Seelenärztin« ... jemand, der das Physische um das Metaphysische ergänzte, um es mit deinen Worten zu sagen.

Wie wir im Kapitel über medizinische Wunder deutlich machten, sind die Heilung auf der körperlichen und auf der metaphysischen Ebene zwei Seiten derselben Medaille. Wirkliche Heilung ereignet sich an der Verbindungsstelle zwischen Körper und Spiritualität – dort, wo Gott und Medizin zusammentreffen. In Situationen, die so dramatisch und einschneidend sind wie Krebs bei Kindern, wäre es sehr einseitig, nur den Körper zu behandeln, ohne der spirituellen Reise des Kindes Aufmerksamkeit zu schenken.

Und genau darin unterschied sich diese Ärztin von allen anderen Medizinern, mit denen ich gearbeitet habe. Viele der von ihr betreuten Kinder befanden sich in einer tragischen Situation, wenn wir das Leben aus einer rein körperlich-materiellen Sicht betrachten. Und diese Ärztin besaß ein beeindruckendes intuitives Gespür dafür, die Seele dieser Kinder in die Therapie einzubeziehen und zu stärken.

Die ganze Art und Weise, wie diese Frau durchs Leben ging, hat mich enorm berührt. Allwöchentlich stellte sie ihre freie Zeit zur Verfügung, um den Kindern einen gemeinsamen Ausflug zu ermöglichen. Das konnte ein Waldspaziergang sein, ein Picknick, gemeinsames Malen oder Basteln, ein Kinobesuch mit anschließendem Pizzaessen. Alle Kinder verbrachten diese Zeit gemeinsam, aber es gab die Regel, dass nicht über den Krebs gesprochen wurde. Trotz der oft schweren körperlichen Herausforderungen sollten die jungen Patienten sich während dieses wöchentlichen Ausflugs als ganz normale Kinder erleben, befreit von der psychologischen Bürde ihrer Krankheit.

Sie verbrachten einfach eine schöne Zeit zusammen und feierten das Gute, das das Leben ihnen trotzdem bieten konnte. Bei sämtlichen Aktivitäten – ob Malen und Basteln oder ein Naturspaziergang – bestärkte die Ärztin die Kinder darin, ihre Talente zu entfalten, und verhalf ihnen zu kleinen Erfolgserlebnissen und Glückserfahrungen. Dabei gewann ich den Eindruck, dass es fast egal ist, ob ein Leben 17 oder 70 Jahre dauert, denn es kommt auf das Hier und Jetzt an!

Die Ärztin vermittelte den Kindern, während ihrer Zeit auf Erden ein spirituelles Leben zu führen. Und statt von dem Gefühl niedergedrückt zu sein, sich in einer »schrecklichen« Situation zu befinden, gehörten diese Kinder zu den glücklichsten, die mir je begegnet sind! Wenn die Kinder zu dieser Ärztin kamen, lächelten sie und strahlten Freude aus. Und ich glaube, das lag daran, dass sie die Kinder lehrte, während ihrer im Vergleich zu gesunden Kindern kurzen Lebensspanne im Einklang mit der Agenda der Seele zu leben.

Zwar würden die Körper vieler dieser Kinder bald »sterben«, nicht aber ihre Seelen.
Und in diesem Sinne hatten sie ...

... ein erfülltes Leben!

Ja! Sie fanden seelische Erfüllung. Und wenn das keine wahre Heilung ist, was dann?
Für mich veranschaulicht das perfekt, worüber wir in diesem Kapitel und im ganzen Buch sprechen. Wir führen überhaupt nur deshalb ein physisches Leben, weil es uns die Möglichkeit bietet, das zum Ausdruck zu bringen, was unsere Seele gerne erfahren und erleben möchte – und zwar jene Erfahrungen, die ausschließlich im Reich des Relativen möglich sind, wie du vor ein paar Minuten sagtest.
Was ich bei dieser Ärztin erlebte, zeigt mir, dass in dieser physischen Existenz, egal wie lange sie dauert, immer Zeit dafür ist, die Agenda der Seele zu erfüllen. Dazu müssen wir nur Gelegenheiten schaffen, in denen unsere Gaben und Talente sichtbar werden und wir uns an den wahren Grund erinnern, warum wir hier sind.
Dennoch gilt, dass es, wenn unser Leben 120, 150 oder 170 Jahre dauert, umso schwerer für uns wäre, nicht über die Agenda unserer Seele nachzudenken, nicht nach dem tieferen Sinn unseres Lebens zu suchen. Wenn wir länger leben, würde diese Frage sich noch viel deutlicher stellen als je zuvor.

Die Frage wäre dann absolut unvermeidlich.

Genau.
Was die mögliche Verlängerung unseres Lebens angeht, ist da noch etwas, das ich ansprechen möchte.

Natürlich. Was möchtest du fragen?

Ich frage mich, was du davon hältst, wenn Menschen ihren Körper einfrieren lassen, in der Hoffnung, dass man eines Tages in der Lage sein wird, ihn wieder zum Leben zu erwecken. Ich weiß, das klingt für viele Leute wie Science-Fiction, aber es wird tatsächlich gemacht. Die medizinische Bezeichnung lautet »Kryonik« oder »Kryokonservierung«.[14]
Dabei wird nach dem Tod der ganze Körper oder das Gehirn eines Menschen »eingefroren«, in der Hoffnung, später einmal, dank entsprechender wissenschaftlicher Fortschritte, die damalige Todesursache beseitigen und ihn wieder zum Leben erwecken zu können.
Kürzlich las ich, dass Larry King in einem Interview die Hoffnung äußerte, sich nach seinem Tod »kryokonservieren«, also einfrieren, zu lassen, um so eines Tages wieder ins Leben zurückkehren zu können.[15]
Es interessiert mich, wie du darüber denkst, Neale ... und ob es aus spiritueller Sicht überhaupt notwendig oder empfehlenswert ist.

Also, was die Agenda der Seele angeht, ist es unnötig. Aber das heißt nicht, dass es »unspirituell« wäre, sich so etwas zu wünschen.
Unnötig ist es in dem Sinne, dass die Seele alles erreichen kann, was sie zu erreichen wünscht, und das während einer Vielzahl von Leben - einer unendlichen Zahl von Inkarnationen. Wenn das Bewusstsein sich aber besonders zu einer bestimmten physischen Ausdrucksform hingezogen fühlt, gibt es keinen Grund, warum ein Mensch nicht durch so ein Verfahren, falls das eines Tages möglich sein wird, ins Leben zurückgeholt werden sollte. Meiner Ansicht nach würde dadurch die weitere Evolution der Seele dieses Menschen in keiner Weise beeinträchtigt oder behindert.
Es wäre genauso wenig schädlich oder hinderlich für den Evolutionsprozess wie das genaue Gegenteil, also der Suizid oder die absichtliche Lebensverkürzung anstelle einer Verlängerung.
Durch die Erfahrungen, die ich durch die *Gespräche mit Gott* machen durfte, steht für mich fest, dass die absichtliche Beendigung des eigenen Lebens keineswegs ein spirituelles Verbrechen

ist. Es wird einer Seele nicht als »Verfehlung« angerechnet, wie überhaupt keinerlei Verurteilung der Seelen stattfindet. Es gibt nichts, was die Fähigkeit einer Seele, sich weiterzuentwickeln und immer großartigere Versionen ihrer selbst zu erschaffen, in irgendeiner Weise beeinträchtigen könnte. Wenn also die absichtliche Verkürzung des eigenen Lebens nicht als spirituell unangemessen oder schädlich eingestuft wird, dann stellt gewiss auch die Verlängerung des Lebens – und sei es durch die Wiederbelebung des eingefrorenen Körpers – aus spiritueller Sicht kein Problem dar.

Allerdings glaube ich, dass dann, wenn dieses Wunder tatsächlich Realität wird, Menschen sich also einfrieren und später wiederbeleben lassen können, sobald die Medizin die entsprechenden Fortschritte gemacht hat und ihre damalige Todesursache beseitigen kann ... viele dieser »ins Leben zurückgeholten« Menschen sich schließlich für die Sterbehilfe entscheiden würden – die absichtliche Beendigung ihres Lebens.

Nicht gleich nach dem Aufwachen, natürlich. Zuerst würden sie sagen: »Oh, wow! Es hat funktioniert! Hier bin ich!« Aber nach einer Weile würden ironischerweise gerade die Menschen, die sich einfrieren lassen würden, um ihr Leben zu verlängern, vermutlich den Freitod wählen. Sie würden an einen Punkt kommen, an dem sie sagen: »Oh, du meine Güte, soll ich also jetzt bis in alle Ewigkeit Larry King sein? Nein, das will ich nicht.« Nicht, weil etwas falsch daran wäre, bis in alle Ewigkeit Larry King zu sein, oder Neale Donald Walsch, sondern weil uns irgendwann keine originellen und neuen kreativen Wege mehr einfallen würden, dieser speziellen physischen Existenzform Ausdruck zu verleihen – Wege, die das Selbst stimulieren und inspirieren könnten.

Weißt du, wir sehen doch, dass manche Ehen nach 50, 60 oder 70 Jahren in die Brüche gehen, weil sie schal und langweilig geworden sind. Stell dir also vor, wie es wäre, 150 Jahre lang mit sich selbst verheiratet zu sein!

(Lacht.)
Das ist eine faszinierende Sichtweise!

Also glaube ich, dass die Larry Kings dieser Welt sich schließlich langweilen würden, weil sie keine Erfüllung mehr fänden. »Okay, ich habe alles getan, was man nur tun und erleben kann. Und zwar wieder und wieder. Ich glaube, ich will ein Paar neue Schuhe ...«
Aus dem gleichen Grund, aus dem wir unseren Kleiderschrank entrümpeln und uns etwas Neues zum Anziehen kaufen, obwohl die alten Sachen noch durchaus vorzeigbar und tragbar sind. Wir verschenken oder verkaufen sie, weil es uns keinen Spaß mehr macht, sie zu tragen. Sie sind nicht verschlissen, aber wir sind es müde, darin herumzulaufen. Also hängen wir sie in den Schrank und rühren sie nicht mehr an.
Und eines Tages würde es uns mit unserem Körper ebenso ergehen. Er wäre nicht »verschlissen«, sondern immer noch »tragbar« - besonders wenn man ihn einfrieren und anschließend »runderneuern« kann. Aber dennoch würden wir sagen: »Okay, dieser Körper ist immer noch funktionstüchtig, aber ich gebe ihn zurück. Ich will einen neuen Körper, so wie ich mir einen neuen Mantel kaufe. Diesen hier hatte ich jetzt so viele Jahre, und ich bin seiner überdrüssig.«
Ich denke, zu den großen Abenteuern der Menschheit gehört das »noch nicht Erlebte« und das »noch nie Getane«. Übrigens gilt das meines Erachtens für alle fühlenden Wesen. Wir streben nach dem, was noch nie getan und noch nie erlebt wurde.
Ich denke, dass fühlende Wesen von Natur aus Entdecker sind, die danach streben, die Weiten des physischen Universums zu erkunden *und* das gesamte Spektrum metaphysischer Erfahrungen. Beides! So, wie Gene Roddenberry, der Erfinder und Autor des Star-Trek-Universums, es ausdrückte: »Dorthin zu reisen, wo noch nie zuvor ein Mensch gewesen ist.« Und ich denke, diesen Impuls müssten wir unterdrücken, wenn wir nur noch

dorthin gehen würden, wo wir schon waren, wieder und immer wieder, bis in alle Ewigkeit. Dabei würden wir uns nicht gut fühlen.
Letztlich ist es der fundamentale Impuls, der fundamentale Instinkt des Lebens, sich in immer neuen Formen und Gestalten beständig zu erneuern. Und letztlich ist dieser Wunsch stärker als der Wunsch, unsere alte Gestalt, unseren alten Körper zu behalten. Dann würden wir den Freitod wählen, um uns aus diesem Dilemma zu befreien.

Ich finde diese Diskussion faszinierend. Ich stimme dir zu, dass allen Menschen ein fundamentaler Instinkt innewohnt, sich zu verändern, sich weiterzuentwickeln und immer großartigere Versionen des eigenen Selbst zu erschaffen. Und ich stimme dir zu, dass es uns nicht befriedigen würde, 150 Jahre lang die gleiche Geschichte zu wiederholen, immer wieder das Gleiche zu tun. Intuitiv – und auf der Ebene der Seele – würden wir nach Expansion und Veränderung streben.
Ironischerweise ist es aber gleichzeitig so – und ich weiß nicht, ob es sich dabei um die Angst vor dem Kontrollverlust handelt –, dass wir uns, sobald eine Veränderung droht, die sich unserer Kontrolle entzieht, also zum Beispiel unser Tod, plötzlich verzweifelt an das klammern, was wir haben. Und mir scheint, dass genau das hinter dem Wunsch steht, sich einfrieren zu lassen, um später zurückkommen zu können.
Es geht also vielleicht mehr um das Gefühl, die »Kontrolle« zu behalten. Wenn wir aber begreifen, dass unsere Seele alles, was geschieht, freiwillig wählt, einschließlich dem Zeitpunkt und den Umständen unseres Todes, können wir unserer Weiterreise zu neuen Verkörperungen und Ausdrucksformen mit weniger Widerstand begegnen – und mit viel mehr Freude.

Unser Großes Erwachen ereignet sich in dem Augenblick, wenn uns klar wird, dass »Kontrollverlust« die höchste Ausdrucksform der »Kontrolle« ist.

Warum sagst du das?

(Pause.)

Ich bin sehr, sehr neugierig ...

Ich meine damit, dass ich das Gefühl habe, mein Leben dann besser unter Kontrolle zu haben, wenn ich es nicht zu kontrollieren versuche, statt in den Momenten, wenn ich wirklich ein gewisses Maß an Kontrolle ausübe. Wenn ich mein Leben nicht zu kontrollieren versuche, kontrolliere ich meine Erfahrung in einem so umfassenden Sinn, dass ich meine Alltagsumstände gar nicht kontrollieren muss und deshalb nicht von dem Gefühl beherrscht werde, meinen Alltag nicht kontrollieren zu können. Wenn ich nicht von dem Gefühl beherrscht werde, keine Kontrolle über mein Leben zu haben, habe ich die völlige Kontrolle. Ich werde zum Gott meines eigenen Universums.

Das leuchtet mir vollkommen ein.
Wenn wir uns selbst unter Kontrolle haben, was auch immer um uns herum geschieht, kann uns nichts mehr aus der Bahn werfen. Wir lassen dann nicht länger zu, dass Angst uns daran hindert, die Agenda unserer Seele schöpferisch zu entfalten und auszudrücken.
Völlige Kontrolle demonstrieren wir gerade dadurch, dass wir uns von einer »außer Kontrolle geratenen« Situation innerlich nicht mehr negativ beeinflussen lassen.
Ist es das, was du sagen willst?

Genau. Wir werden nicht nur innerlich nicht mehr negativ tangiert, sondern machen die Situation sogar zu einem großartigen Aspekt unserer inneren Welt. Wir sagen zu dem Teil unseres Selbst, der glaubt, wir hätten die Außenwelt nicht mehr unter Kontrolle: »Schau doch. Sieh, wie ich meine Erfahrung aus der Nicht-Kontrolle heraus kontrolliere.«
Das ist wahre Göttlichkeit! Wir erkennen an, dass wir im Zusammenwirken mit anderen diesen scheinbaren Zustand man-

gelnder Kontrolle erschaffen haben mit dem Ziel, das perfekte Kontextfeld hervorzubringen, um immer großartigere Versionen unseres Wahren Seins zu erzeugen, zum Ausdruck zu bringen und zu erfahren.

Weißt du, ich bekomme fast schon Lust, »Kontrolllosigkeit« herbeizuführen, um das zu erleben, von dem du gerade gesprochen hast. Es hört sich an, als würde es Freude machen, wie ein faszinierendes Spiel.

Nun, tatsächlich tun die meisten von uns das. Allerdings unbewusst. Warum, glaubst du, haben wir eine Welt erschaffen, die so außer Kontrolle scheint? Es ist ja nicht so, dass wir unfähig wären, sie zu kontrollieren.

Mit den Wundern unserer Technik, der Medizin und der Wissenschaft und ebenso den Leistungen gewisser Felder von Politik und Gesellschaft, die von der Menschheit erschaffen wurden, wären wir in der Lage, bestimmte Bereiche augenblicklich unter Kontrolle zu bringen.

Dass wir das nicht tun, ist kein Zufall.

Es geschieht nicht bewusst, aber auf einer anderen Ebene nutzen wir den Zustand unserer Welt als Hilfsmittel für unsere Evolution - das, was Barbara Marx Hubbard einen »Evolutionsantrieb« nennt. Wir kontrollieren damit unsere Entfaltung und Erfahrung - und unsere Fähigkeit, uns als göttlich kennenzulernen. Das heißt, uns selbst in einer Umgebung als göttlich zu erkennen und zu erfahren, über die wir nur sehr wenig Kontrolle haben. Tatsächlich ist das sogar die höchste Ebene, die man aufsuchen kann.

Daher überrascht es nicht, dass die Menschheit es - auf einer metaphysischen Ebene - zugelassen hat, dass unsere äußere Welterfahrung scheinbar völlig außer Kontrolle geraten ist.

Das bedeutet nicht, dass es für immer so bleiben wird. Ich sehe voraus, dass wir schon bald eine neue Entwicklungsstufe erreichen werden. Während der nächsten 50 oder 100 Jahre werden

wir eine Stufe erreichen, wo wir Chaos als Teil unserer äußeren Erfahrung zwar weiterhin zulassen, aber nicht mehr in einem Ausmaß, dass es das Überleben unserer Spezies in der physischen Welt gefährdet. Es wird noch Chaos geben, doch wird es etwas sein, das sich als kontrolliertes Chaos bezeichnen lässt.
Die Tatsache, dass wir gegenwärtig Chaos in einem Maße zulassen, dass es das physische Überleben unserer Spezies gefährdet, hat mit unserer Unreife zu tun. Wir haben noch nicht gelernt, kontrolliertes Chaos als Werkzeug zu nutzen. In gewisser Weise sind wir wie Kinder, die mit Streichhölzern spielen. Doch es gibt sehr weise und hochentwickelte Spezies, die gelernt haben, Chaos in einem gewissen Maß zuzulassen, ohne sich damit der Gefahr der Selbstauslöschung auszusetzen. Sie haben die Kunst des Kreativen Chaos erlernt – ähnlich einem Jongleur, der gelernt hat, Teller in die Luft zu werfen, ohne sie fallen zu lassen.

Also wenden wir uns noch einer anderen Frage zu ... wenn du einverstanden bist. Einer Sache, zu der viele Leserinnen und Leser sicher gerne deine Meinung hören würden, denn es handelt sich vermutlich um die drängendste Frage, mit der unsere Spezies im gegenwärtigen Stadium ihrer Evolution konfrontiert ist. Wie groß ist deine Hoffnung, dass es der Menschheit rechtzeitig gelingt, ihren Kurs zu ändern, bevor wir unsere natürlichen Lebensgrundlagen zerstören?

Wenn wir keine drastischen und dramatischen Veränderungen herbeiführen, wird unsere Spezies ihr bisheriges Leben in dieser Form nicht fortsetzen können. Wir lassen sozusagen überall Teller fallen, um bei dem eben genannten Bild zu bleiben. Und wenn das so weitergeht, könnte in 70 bis 100 Jahren die Umwelt so geschädigt sein, dass wir kaum noch Überlebenschancen hätten. Zu viele Scherben.
Also wird sich das Leben, wie wir es kennen, vermutlich während der nächsten 40 bis 50 Jahre dramatisch zum Besseren verändern. Tatsächlich *muss* es das, wenn die Menschheit in ih-

rer gegenwärtigen Existenzform auf dem Planeten Erde fortbestehen will.
Ich meine, wir haben ja gegenwärtig noch nicht einmal genug Wasser. Gerade versucht man herauszufinden, wie die Menschen in Kalifornien ohne diesen riesigen Wasserverbrauch überleben können, an den sie gewöhnt sind. Es ist ein richtiger Hilferuf.

Wirklich?

Wir nutzen das saubere Trinkwasser aus der Leitung, um damit unsere Autos zu waschen und mit dem Schlauch die Einfahrt von Dreck zu befreien. Und langsam wird uns klar, dass wir dafür einfach viel zu wenig Trinkwasser haben.
In Kalifornien wurde gerade ein Gesetz verabschiedet, das untersagt, mit Trinkwasser Einfahrt oder Terrasse zu säubern, den Rasen zu sprengen oder das Auto zu waschen. Wir können es uns einfach nicht mehr leisten, unser knappes Trinkwasser dafür zu vergeuden.
Das ist nur einer der vielen Lebensbereiche, in denen während der nächsten 50 Jahre drastische Veränderungen notwendig sind. Und ich bin sehr zuversichtlich, dass die Menschheit das schaffen wird, weil Lernen und geistiger Fortschritt sich exponentiell entwickeln.
Tatsächlich stehen die Chancen gut, dass wir schon deutlich vor dem Ablauf dieser 50-Jahre-Spanne jene spirituelle und emotionale Reife erreichen, die notwendig ist, um die notwendigen Verhaltensänderungen herbeizuführen – zum Beispiel den Stopp unterirdischer Atomtests, die tektonische Verschiebungen auslösen, was dazu führt, dass an manchen Orten die Erde alle 45 Stunden bebt.
Während ich mit dir telefoniere, befinde ich mich im US-Bundesstaat Oklahoma, dessen Regierung vor zwei Wochen eine schockierende Erklärung veröffentlichte. Erstens hat die Zahl

der Erdbeben in Oklahoma in den letzten acht Jahren um 360 Prozent zugenommen. Und zweitens ist die Ursache dafür menschengemacht: die Ausbeutung unterirdischer Erdölvorkommen mithilfe der Fracking-Technologie.
Die Gouverneurin von Oklahoma bekannte bereits öffentlich, dass sie begriffen hätte, dass wir selbst für die häufigen Erdbeben verantwortlich sind. Und in Texas ist man inzwischen seitens der Politik auch fast so weit, dies zuzugeben.
Dass eine Regierung etwas erkennt, heißt noch nicht, dass auch der Mann auf der Straße, der ganz normale Mensch von nebenan, bereits dafür sensibilisiert ist. Doch in den nächsten 20 bis 30 Jahren werden wir erleben, dass unsere Spezies reifer und verantwortungsbewusster wird, da bin ich sehr zuversichtlich – und dann werden wir unsere selbstzerstörerischen Verhaltensmuster überwinden.
Anderenfalls, wenn keine Veränderungen erfolgen, könnte unser physisches Überleben auf diesem Planeten schwierig bis unmöglich werden.
Doch ich bin von Hoffnung erfüllt.
Leider werde ich wohl nicht mehr lange genug hier sein, um das noch mitzuerleben, es sei denn, die Biogenetik macht so rasante Fortschritte, dass es ihr gelingt, mich bis dahin einsatzfähig zu halten (lacht). Aber das ist okay. Vielleicht komme ich ja als Baby zurück und erlebe alles noch einmal.

Was würdest du also mir und allen anderen empfehlen, die den Ideen aus Gespräche mit Gott *aufgeschlossen gegenüberstehen und wollen, dass dieser positive Wandel stattfindet? Was können all jene, die an das Potenzial der Menschheit glauben, tun, um die Situation auf unserem Planeten dauerhaft zum Besseren zu verändern?*

Wir können meines Erachtens nur eines tun, was wirklich effektiv ist. Und zwar den Ausdruck und die Entfaltung unseres Selbst als lebendes, atmendes Modell der Göttlichkeit verbessern und erweitern, und zwar so wunderbar und eindrucksvoll, dass dieses Beispiel und Vorbild von niemandem mehr ignoriert werden kann.

Es muss so beeindruckend sein, dass Hunderte, Tausende, ja, vielleicht Millionen Menschen uns sehen und sagen: »Was wisst ihr, das ich nicht weiß? Was habt ihr erlangt, das mir bislang fehlt, und wie kann ich es auch erlangen?«

Und ich empfehle, anderen nicht zu sagen, dass sie etwas (oder, schlimmer noch, alles) falsch machen. Dass sie falsch leben, beruflich die falschen Prioritäten setzen, falsch mit ihrem Körper umgehen und so weiter. Nach meiner Erfahrung funktioniert das nicht. Wir müssen selbst das gewünschte Verhalten zeigen, also mit gutem Beispiel vorangehen. Nur so können wir andere ermutigen. Gandhi wird eine Aussage zugeschrieben, die es perfekt ausdrückt: »Sei selbst die Veränderung, die du in der Welt sehen möchtest.«

Weißt du, wer besonders gut darin war, Menschen zu einer Veränderung ihrer persönlichen Lebensweise zu bewegen? Jack La-Lanne, der Fitnesstrainer. Er war selbst so gesund, dass er stets mindestens 20 Jahre jünger wirkte, als er tatsächlich war. Er bewies damit ein so außergewöhnliches Wissen darüber, was einen Körper gesund erhält, dass alle Leute zu ihm kamen und ihn fragten: »Okay, erzähl mir, wie du das anstellst.«

Das Gleiche trifft auf Menschen zu, die spirituell und metaphysisch einen hohen Entwicklungsstand erreicht haben. Die Paramahansa Yoganandas dieser Welt. Die Teresa von Avilas dieser Welt. Die Byron Katies und Eckhart Tolles dieser Welt.

Nun stelle dir eine Kombination aus beidem vor. Stelle dir eine ganze Spezies vor, deren Mitglieder auf diese Weise sowohl physisch als auch metaphysisch sehr hoch entwickelt sind. Glaubst du nicht auch, dass sie für den Planeten, auf dem sie leben, ebenso gut sorgen würden wie für sich selbst?

Es geht hierbei also nicht in erster Linie darum, in der Außenwelt aktiv zu werden, einen Verein zu gründen, eine Bewegung ins Leben zu rufen, Vorträge zu halten und Petitionen zu initiieren, also gegen die drohenden Gefahren für unser Überleben anzukämpfen.

Versteh mich nicht falsch. Solche Aktivitäten können hilfreich sein und einen Beitrag dazu leisten, unser individuelles und gesellschaftliches Bewusstsein aufzuwecken. Aber letzten Endes können wir den drohenden Untergang unserer physischen Existenz auf der Erde nicht durch *Tun* abwenden, sondern nur durch *Sein*. Die Aktivitäten, von denen ich eben gesprochen habe, diese Aufforderungen zum Handeln, müssen darauf abzielen, den Seinszustand der Menschen zu verändern. Wenn sich unser kollektiver Seinszustand verändert, wird sich unser Verhalten ganz automatisch verändern.

Damit unser Seinszustand sich verändert, muss unser Glaube sich ändern – das, was wir bezüglich unseres Wahren Seins glauben, bezüglich unserer Mitmenschen und darüber, welchen Sinn das Leben hat und wie es funktioniert. Und das, was wir über Gott glauben.

Daher möchte ich allen, die die *Gespräche mit Gott* hilfreich und nützlich finden, sagen: Geht in einem so hohen Seinszustand durchs Leben, dass das Wunderbare eures Seins hell erstrahlt, damit dieser Zustand auch für andere erstrebenswert wird. Dann werden die anderen ganz von selbst zu euch kommen. Und ihr werdet ihnen sagen, dass auch sie so sind wie ihr. Und damit gebt ihr den Menschen ihre wahre Natur zurück.

Ihr müsst also gar keine großen Reden schwingen und euch bemühen, die wunderbare Botschaft, wer wir sind und warum wir hier sind, in der Welt zu verbreiten. Die Leute werden ganz von selbst zu euch kommen, einfach wegen eures Verhaltens und eures Seins. Sie werden denken: »Da gibt es offensichtlich etwas, das ich noch nicht völlig verstehe. Und wenn ich es verstehe, wird sich alles ändern.«

Und, weißt du, Brit, so war es schon von Anfang an. Die Menschen, die die Welt veränderten – das ist tatsächlich immer wie-

der vorgekommen – haben die Erfahrungen der Menschheit nicht so sehr dadurch verändert, dass sie etwas Bestimmtes *taten*, sondern dadurch, dass sie etwas *waren*, also durch den Seinszustand, den sie demonstrierten.
Das traf auf Laotse zu, auf Buddha, Mose, Christus, Mohammed und andere spirituelle Meister. Auch Maria, die Mutter Jesu, gehört zu diesen Meisterinnen, ebenso Hildegard von Bingen, Beatrijs von Nazareth, Juliana von Norwich, die heilige Katharina von Genua, die heilige Elisabeth, Jeanne d'Arc, Birgitta von Schweden, Melania die Ältere und, in jüngerer Zeit, H. P. Blavatsky, Thich Nhat Hanh, Annie Besant, Mutter Teresa, der Dalai Lama, Mata Amritanandamayi und Mutter Meera. Sie alle demonstrieren uns genau das Gleiche, nämlich ihre jeweils höchste Vorstellung von Göttlichkeit.

Nicht das Tun ist also entscheidend, sondern das Sein.
Ganz so, wie es in Gemeinschaft mit Gott *heißt: »Sieh dich selbst als das Licht, das die Welt wahrhaft erleuchten wird.«*

Genau das ist der Sinn des Lebens.
Wir sind alle Eins. Wenn wir also erreichen wollen, dass der »eine Körper« der Menschheit, das, was wir alle gemeinsam sind, so gesund wie irgend möglich ist – physisch und metaphysisch, spirituell und nicht-spirituell –, dann bringt es nichts, herumzulaufen und zu anderen Teilen unseres gemeinsamen Körpers zu sagen: »Du machst dieses und jenes falsch.«
Während der ersten Jahre nach dem Erscheinen von *Gespräche mit Gott* glaubte ich, meiner Familie und meinen Mitarbeitern ständig sagen zu müssen, was sie falsch machten. Du weißt schon: Du denkst nicht positiv, du gehst das Problem nicht auf die effektivste Art an, durch deine innere Einstellung schadest du dir nur selbst, bla, bla, bla ... Doch das brachte mich überhaupt nicht weiter. Schließlich erkannte ich, dass ich dadurch bei den anderen nur negative Energie, Animosität und einen

Widerstand gegen Veränderungen erzeugte. Damit meine ich nicht, dass wir anderen gegenüber nie etwas äußern sollten, das ihnen eine neue Sichtweise ermöglicht. Aber wir werden damit wenig Erfolg haben, wenn wir ihnen gleichzeitig vermitteln, dass ihre gegenwärtige Sicht der Dinge »falsch« sei. Stattdessen sagte ich von da an: »Ich verstehe, warum du das so empfindest. Aber ich möchte dir eine andere Sichtweise vorschlagen, mit der du möglicherweise bessere Resultate erzielen kannst. Bist du daran interessiert?«

Auch achtete ich stärker auf mein eigenes Verhalten und meine Eindrücke und Erfahrungen. Ich konzentrierte mich mehr darauf, selbst das zu leben, was ich anderen gerne vermitteln wollte. Nun würde ich niemals behaupten, ich hätte es »geschafft«. Ich wäre »am Ziel« und würde nie mehr in die alten Verhaltensmuster zurückfallen. Denn die, die mich kennen, wissen es besser. Aber ich habe eindeutig Fortschritte gemacht. Ich habe meine Perspektive verändert und versuche mehr als früher, selbst die Veränderung zu sein, die ich gerne erleben möchte. Und ich denke, dass andere Menschen diese Veränderungen, nach denen ich strebe, bei mir erkennen können. Und die anderen verändern sich ebenfalls.

Wir sind alle hier, um uns gegenseitig zu helfen. Wir sind alle hier, um einander nach Hause zu führen. Und das gelingt uns nicht, indem wir sagen: »Folge mir«. Echte Führung besteht darin, zu sagen: »Ich gehe als Erster.«

Das sind wundervolle Gedanken und ein wundervoller Rat! Ich werde sofort versuchen, ihn in die Tat umzusetzen. Vielen Dank.

Gern geschehen.

Jetzt würde ich gerne das Spektrum unseres Dialogs erweitern. Im Lauf der Jahre wurden uns beiden zu den Themen dieses Buches und der Beziehung von Gott und Medizin im Allgemeinen zahlreiche Fragen gestellt –

insbesondere in letzter Zeit, als sich unter den Teilnehmern deiner Retreats und anderswo herumsprach, dass wir dieses Buch veröffentlichen wollen. Daher möchte ich ans Ende unseres Textes eine Auswahl dieser Fragen stellen, um einfließen zu lassen, was die Freunde der GmG-*Philosophie beim Thema Gott und Medizin bewegt und beschäftigt.*

Sehr gut. Das ist ein ausgezeichneter Weg, diese Diskussion abzurunden. Fangen wir also gleich damit an.

2. Teil
Fragen und Antworten

Dieser Teil enthält ausgewählte Fragen, die sich um die Themen dieses Buches drehen und von interessierten Menschen im Umfeld der beiden Autoren gestellt wurden.

Zunächst werden die Fragen von Dr. Cooper aus medizinischer Sicht beantwortet *(kursiv)* und dann von Neale Donald Walsch aus spiritueller Sicht (gerade Schrift).

Frage 1: Betreutes Wohnen und Pflegeheime

Meine Mutter leidet an Demenz. Wir könnten uns ihre Unterbringung in einem privaten Pflegeheim leisten. Wäre das selbstsüchtig von uns oder wäre es nicht auch für sie das Beste?

Vor dieser Frage stehen viele Menschen mit betagten Eltern, gerade weil durch die Möglichkeiten der modernen Medizin die Lebenserwartung immer weiter ansteigt.

Einrichtungen für betreutes Wohnen und Pflegeheime bieten viele Vorzüge. Eigentlich dienen sie dazu, unsere Beziehung zu unseren alt und pflegebedürftig gewordenen Angehörigen zu verbessern. Das Personal dort kümmert sich um die Grundbedürfnisse dieser alten Menschen – Ernährung, Körperpflege, Krankengymnastik, medizinische Betreuung, soziale Angebote und dergleichen. So fühlen alte Menschen sich nicht isoliert, was sonst häufig der Fall ist, wenn sie nicht mehr in der Lage sind, während des Tages das Haus zu verlassen und eigenständig etwas zu unternehmen. Auch medizinische Hilfen lassen sich in solchen Einrichtungen besser organisieren und durchführen. Dazu zählen täglich notwendige Pflegemaßnahmen (zum Beispiel wenn ein Patient einen Katheter benötigt) oder eine regelmäßige medizinische Betreuung. Im Idealfall kann die Unterbringung in einer solchen Einrichtung eine Win-win-Situation für Ihre Mutter und für Sie sein: Sie wären dann von der Sorge um die körperlichen und medizinischen Bedürfnisse Ihrer Mutter befreit und könnten sich ganz auf die emotionale Beziehung von Herz zu Herz konzentrieren.

Die große Tragödie vieler dieser Pflegeeinrichtungen liegt jedoch darin, dass das, was alte Menschen uns allen geben können, von uns oft gar nicht mehr wahrgenommen und erlebt wird. Als Ärztin war ich schon häufig in Seniorenheimen und sah mit eigenen Augen, wie viel Traurigkeit, Einsamkeit, Isolation - also das Gegenteil von dem, was wir uns eigentlich für unsere geliebten Angehörigen wünschen - dort anzutreffen ist.

In manchen dieser Heime konnte ich, auf energetischer Ebene, deutlich spüren, wie sehr die Bewohner sich von dort fortsehnten. Ich fragte sie: »Hatten Sie heute schon Besuch?« Und über die Hälfte von ihnen antwortete, dass sie nur selten besucht werden ... noch nicht einmal von ihrer Familie. Und sie sagten ganz offen, dass es ihnen in dem Heim nicht gefällt, in dem sie untergebracht sind.

Daher überrascht es nicht, dass viele von ihnen depressiv werden. (Von den in Heimen untergebrachten Senioren leiden 44 Prozent an Depressionen oder depressiven Symptomen, eine niederschmetternd hohe Zahl.) [16]

Viele von ihnen verlieren den Antrieb, soziale Kontakte zu den Menschen in ihrer Umgebung zu pflegen. Stattdessen ziehen sie sich auf ihr Zimmer zurück, zählen die Stunden und Tage und verbringen die letzte Phase ihres Lebens auf sehr unerfüllte Art und Weise.

Als Gesellschaft glauben wir, sehr zu unserem Nachteil, nicht länger, dass es sich lohnt, Zeit mit alten Menschen zu verbringen. Einst wurden die Alten für ihre Weisheit und Lebenserfahrung geschätzt und geachtet. In den ersten Kapiteln des dritten Bandes von Gespräche mit Gott *heißt es, dass dies auch in den Gesellschaften der hoch entwickelten Wesen üblich ist.*

Sie ehren und achten ihre alten Mitglieder, was bewirkt, dass diese Wesen einen sinnerfüllten, reichen Lebensabend verbringen. Sie erleben, dass sie ein wichtiger Teil ihrer Gesellschaft sind und dass man wertschätzt, was sie beizutragen haben.

Da ein solcher Umgang mit alten Menschen aber in unserer Kultur nicht mehr üblich ist, liegt es an uns, individuell gut für unsere alten Angehörigen zu sorgen. Was ist also zu empfehlen?

Im speziellen Fall Ihrer Mutter würde ich, wenn eine Heimunterbringung gegenwärtig als beste Lösung erscheint, diesen Weg gehen. Ich würde mir gemeinsam mit ihr mehrere infrage kommende Heime anschauen, sodass Sie beide eines finden, in dem sie sich »zu Hause« fühlt. (Es sei denn, ihre Demenz ist bereits so weit fortgeschritten, dass sie sich nicht mehr aktiv an dem Entscheidungsprozess beteiligen kann.)

Wenn Sie ein neues Zuhause für Ihre Mutter gefunden haben, würde ich an Ihrer Stelle mein Bestes tun, optimistisch und mit guter Energie an die Sache heranzugehen. Lösen Sie sich davon, sich »schuldig« oder »egoistisch« zu fühlen, und werden Sie kreativ: Überlegen Sie, was Sie tun können, um dieses nächste Kapitel im Leben Ihrer Mutter für Sie beide so positiv wie möglich zu gestalten.

In Gespräche mit Gott *heißt es zum Thema »Egoismus«, dass wir anderen nur geben können, was wir auch uns selbst geben. In ihrem Buch* Die Neuerfindung des Erfolgs *schreibt Arianna Huffington, dass wir »zuerst unsere eigene Sauerstoffmaske aufsetzen müssen«, ehe wir anderen effektiv helfen können.*[17] *Wenn die Aufgabe, sich allein um die Betreuung Ihrer Mutter kümmern zu müssen, zu einer Last geworden ist, die sich nicht mehr gut anfühlt – das Geben also keine Freude mehr ist –, ist es Zeit für eine Veränderung.*

Außerdem ist es gut möglich, dass Ihre Beziehung zu Ihrer Mutter sogar noch sinnerfüllter wird, wenn sie in einem Heim betreut wird. Dadurch, dass Sie dann wieder mehr Luft zum Atmen haben, weil Sie nicht mehr so viel Zeit und Mühe für die Betreuung aufbringen müssen, können Sie Ihrer Mutter auf neue Art »begegnen«, indem Sie freudige Momente schaffen und sich auf die seelische Verbundenheit zwischen Ihnen und ihr konzentrieren und dabei natürlich auch die anderen Mitglieder Ihrer Familie einbeziehen.

Abschließend möchte ich Sie dazu ermutigen, den Übergang und die Veränderungen, die in Ihrer beider Leben bevorstehen, nicht als eine »egoistische Wahl« zu sehen, als ein trauriges Im-Stich-Lassen, sondern als Chance, Ihrer Mutter zu zeigen, wie sehr Sie sie lieben und dass Sie stets das Beste für sie wollen, auch und gerade dann, wenn das ihre Unterbringung in einem Heim bedeutet.

Neale, was meinst du aus spiritueller Sicht zu dieser Frage?

Ich kenne dieses familiäre Dilemma aus eigener Anschauung – auch jetzt während der Arbeit an diesem Buch. Der Vater meiner Frau leidet an Demenz. Seine Symptome und die Veränderung seines Verhaltens nahmen so ernste Ausmaße an, dass seine Frau keine zwei Monate nach ihrer Goldenen Hochzeit gezwungen war, ihn in einem speziellen Pflegeheim für Demenzpatienten unterzubringen.

Die Situation war nicht so, dass seine Betreuung für meine Schwiegermutter zu einer Belastung geworden war, die sich »nicht mehr gut anfühlte« – »dass Geben für sie also keine Freude mehr war« –, es war schlichtweg unmöglich geworden, ihn zu Hause zu betreuen.

Ich denke nicht, dass Angehörige sich entscheiden, pflegebedürftige Eltern oder Partner im Heim unterzubringen, weil es ihnen keine Freude mehr macht, sie selbst zu betreuen. Nach meiner Beobachtung geschieht das, weil der wachsende Betreuungs- und Pflegebedarf des Patienten sie restlos überfordert. Diese Aufgabe ist zu Hause einfach nicht mehr zu schaffen.

Brit hat ja darauf hingewiesen, dass der Hausarzt und die Angehörigen gar nicht die ständige Betreuung leisten können, die in einem (guten) Pflegeheim für Demenzkranke möglich ist. Hinzu kommt, dass das Personal, das im Heim die ständige persönliche Betreuung leistet, die diese Patienten benötigen, im Schichtdienst arbeitet, also Freizeit und Urlaub hat, um sich zu erholen. Zudem besitzen sie nicht die enge Bindung, die gerade eine Demenz für die Angehörigen zu einer so großen seelischen Belastung macht, die sehr viel Energie kosten kann.

Der Verlust, den die Angehörigen von Demenz- und Alzheimerpatienten durchmachen, kann schlimmer sein als der Tod eines geliebten Menschen. So schlimm ein solcher Todesfall ist, handelt es sich doch um ein einmaliges Ereignis, das sich nicht über Wochen, Monate oder gar Jahre hinzieht, während die Angehörigen bei einer Demenz miterleben müssen, wie Gedächtnis und Fähigkeiten eines Menschen vor ihren Augen da-

hinschwinden - in einem zum Ende hin immer quälender werdenden Prozess.
Natürlich verursacht der Tod eines nahestehenden Menschen große Trauer und tiefen Schmerz. Aber es ist doch kein Vergleich dazu, dass eine Ehefrau oder Tochter miterleben muss, wie ihr geliebter Mann oder Vater sie plötzlich nicht mehr erkennt, als Teil eines unaufhaltsamen geistigen und körperlichen Verfalls, bei dem man sich obendrein natürlich auch ständig bewusst ist, dass an dessen Ende der Tod steht.
Um direkt auf die oben gestellte Frage zu antworten ... ich glaube, dass Menschen, die einander lieben, selten, wenn überhaupt je, egoistisch handeln, wenn sie einen Angehörigen in einem Pflegeheim unterbringen. Ganz im Gegenteil, oft bricht ihnen die Notwendigkeit einer solchen Entscheidung schier das Herz. Aus spiritueller Sicht ist es Ausdruck wahrer Liebe, einen solchen Schritt zu tun, wenn eine angemessene Versorgung in den eigenen vier Wänden nicht länger möglich ist, sondern zu einer nicht tragbaren Gefahr für die pflegebedürftige Person oder pflegende Angehörige wird.
Es ist wirklich traurig, dass zu einem Zeitpunkt, wo das Auftreten von Demenzerkrankungen geradezu epidemische Ausmaße annimmt, gleichzeitig die Kosten für die qualifizierte Pflege und Betreuung dieser Patienten explodieren, sodass es immer schwieriger wird, den Kranken und ihren Familie die Hilfe und Unterstützung zukommen zu lassen, die sie so verzweifelt benötigen.
Ich mag mir gar nicht ausmalen, welchen Belastungen die Familien von Demenzkranken ausgesetzt sind, die sich keine professionelle Unterstützung und Pflege leisten können. Diese Tragödie wird häufig dadurch doppelt schwer, dass dieser enorme Stress auch bei den Angehörigen zu gesundheitlichen Problemen führt und deren Lebenserwartung verkürzt.
Wahre Spiritualität in ihrer höchsten Ausdrucksform erstrebt in dieser Situation die Erschaffung einer Gesellschaft, deren Mitglieder sich umeinander kümmern, sodass alle Menschen dann

Hilfe und Fürsorge erhalten, wenn sie sie brauchen. Zwar gibt es durchaus bereits Länder, die über ein gut organisiertes System von Medizin und Pflege verfügen (und denen wir dafür Anerkennung schulden), aber Millionen Menschen auf der Welt haben bis zum heutigen Tag keinen Zugang zu einer modernen, angemessenen Gesundheitsversorgung.

Wir sollten nicht in einer Welt leben, in der mitfühlende Hilfe und Unterstützung nur jenen zugänglich ist, die sich das finanziell leisten können. Niemand wird guten Gewissens behaupten können, dass diese Zustände ein gutes Licht auf unsere Kultur und unsere Spezies werfen.

Dennoch behaupten manche, das sei einfach ein Problem der weltweiten finanziellen Ressourcen. Anders ausgedrückt: Kann die Menschheit es sich leisten, *allen* eine menschenwürdige medizinische Versorgung zu ermöglichen, unabhängig von ihrem Einkommen?

Natürlich ist die Antwort auf diese Frage ein eindeutiges Ja. Dazu müssen wir, als Zivilisation, lediglich unsere Prioritäten ändern. Unsere Regierungen geben mehr Geld dafür aus, das militärisch zu schützen, was ihre Bürger zu verlieren fürchten oder anderen vorenthalten, als es kosten würde, ein Vielfaches der gegenwärtigen Weltbevölkerung zu ernähren, zu kleiden und medizinisch gut zu versorgen. Damit zeigen wir, dass wir, bis jetzt, eine enorm selbstsüchtige und offensichtlich primitive Spezies sind.

(Und nein, das ist keine Verurteilung unserer Spezies, sondern lediglich eine sehr traurige Beobachtung.)

Frage 2: Gibt es etwas, das wir auf der Seelenebene durch eine Demenz lernen können?

Was kann ein Mensch, der an Demenz leidet, durch seine Krankheit lernen? (Oder handelt es sich in erster Linie um eine seelische Lernerfahrung für jene, die ihn betreuen und pflegen?)

Ich bin nicht der Ansicht, dass wir auf die Erde kommen, um »spirituelle Lektionen zu lernen«. Ich stimme in dieser Frage mit den Gesprächen mit Gott *überein, wo es heißt, dass wir hier sind, um die höchste und schönste Version unseres Wahren Seins zu erschaffen, und dass schwierige Situationen und Probleme (also auch schwere Krankheiten) lediglich Plattformen sind, auf deren Grundlage wir uns selbst definieren.*
Wenn Sie zum Beispiel einen Demenzkranken betreuen, wie gehen Sie mit dieser Situation um? Entscheiden Sie sich dafür, frustriert, wütend oder gar verbittert angesichts dieser Bürde zu sein? Oder entscheiden Sie sich für Geduld, Güte und mitfühlende Fürsorge? Entscheiden Sie sich dafür, weiterhin das Beste in diesem Menschen zu sehen beziehungsweise sich an dieses Beste zu erinnern, selbst wenn er vergisst, wer Sie sind, oder eine früher für ihn völlig untypische Wut und Aggressivität zeigt?
Das mag offensichtlich scheinen, ist aber nicht leicht in die Tat umzusetzen, wenn ein geliebter Mensch völlig die Fähigkeit verliert, sich im Alltag zurechtzufinden (was bei einer schweren Demenz allmählich eintritt). Besonders schwer wird es, wenn dieser geliebte Mensch eine starke Unruhe entwickelt und im persönlichen Umgang schwierig und unleidlich wird,

was bei Demenz häufig vorkommt (und zu nächtlichem Umherwandern, aggressivem Verhalten und der Unfähigkeit führt, gewohnte Regeln guten Benehmens zu beachten).

Wie können die Betreuungspersonen auch in einer solchen Situation eine liebevolle und mitfühlende Haltung bewahren? Wie schafft man es, angesichts von Anforderungen, die uns schnell an unsere emotionalen und physischen Grenzen bringen können, nicht in eine Abwärtsspirale aus Traurigkeit, Depression, Wut und Verbitterung zu geraten?

Nach meinem Verständnis gibt es keine spirituelle »Anforderung« an uns, uns im Umgang mit demenzkranken Angehörigen »richtig« zu verhalten – und keine »Seelen-Lektion«, die uns vom Universum zu Lernzwecken auferlegt wird. Aber diese Situation ist, wie jede andere im Leben, eine Chance. Und wir sind eingeladen, diese Gelegenheit zu nutzen, um unsere höchste Vorstellung unseres Wahren Seins, die uns gegenwärtig zugänglich ist, zu manifestieren, und zwar immer in Bezug zu dem, was gerade geschieht und sich entwickelt.

Was den Demenzpatienten selbst angeht, sehe ich die Sache etwas anders. Auch hier glaube ich nicht an eine auferlegte »Lektion für die Seele«. Aber ich bin der Ansicht, dass die moderne Medizin mit Demenzerkrankungen anders umgehen und damit einen Teil des Leidens, den ich für unnötig halte, lindern könnte.

Hierbei komme ich zu unserer Diskussion über Sterbehilfe zurück und auf unsere Bereitschaft – als Ärzte und als Gesellschaft insgesamt – sich die Zeit zu nehmen, die von den Patienten selbst gewünschten »Behandlungsziele« herauszufinden, bevor deren geistige Verfassung sich so weit verschlechtert, dass keine sinnvollen Gespräche mehr möglich sind. (In den USA liegt nur bei 33 Prozent der älteren Patienten eine Patientenverfügung oder Vorsorgevollmacht vor.)[18]

Ich denke, wir würden den Menschen einen großen Dienst erweisen, wenn wir rechtzeitig abklären, mit welchen körperlichen und geistigen Einschränkungen sie zu leben bereit sind und mit welchen nicht – denn das würde uns in die Lage versetzen, ihnen dabei helfen zu können, ihr Leben in würdevoller Weise zu beenden, wenn ihr (körperlicher oder geistiger) Zustand sich über dieses von ihnen als akzeptabel betrachtete Maß verschlechtert. Auch möchte ich erwähnen, dass die meisten Menschen, die lange genug leben, um an Demenz zu erkranken (nicht alle, aber sehr viele), dieses lange Leben der westlichen Medizin verdanken. Wären wir nicht in der Lage, Herzleiden, Diabetes, Nierenkrankheiten, Infektionen und viele andere Gesundheitsprobleme wirksam zu behandeln, hätten diese Menschen höchstwahrscheinlich gar nicht lange genug überlebt. (Würde die Menschheit beispielsweise noch »in der Wildnis« leben, ohne Zugang zu medizinischer Versorgung, würden nur wenige Menschen alt genug werden, um überhaupt eine Demenz entwickeln zu können.)

Wenn wir westlichen Mediziner also zu einem großen Teil dafür verantwortlich sind, dass Menschen lange genug leben, um an Demenz erkranken zu können, sollten wir uns dann nicht auch verantwortlich fühlen, ihnen »beim Verlassen der physischen Ebene« zu helfen, wenn ihr Zustand sich über ein von ihnen selbst als akzeptabel betrachtetes Maß verschlechtert? (Natürlich immer unter der Voraussetzung, dass sie ihren Willen in einer Patientenverfügung klar zum Ausdruck gebracht haben.)

Während meines Medizinstudiums war diese Frage nie ein Thema, aber sie beschäftigt mich, seit ich zum ersten Mal Pflegeheime von innen sah und miterlebte, was für eine Qual Demenz in vielen Fällen sein kann. Ich erinnere mich, dass ich bei solchen Erlebnissen dachte: »Mein Gott, wenn wir als Ärzte Menschen bis zu diesem Punkt am Leben erhalten haben, liegt es dann nicht auch in unserer Verantwortung, ihnen beim Weg hinaus zu helfen?«

Abschließend möchte ich sagen, dass Demenz meiner Meinung nach eine Krankheit ist, mit der die Menschheit anders umgehen sollte. Jene, die an Demenz leiden, geben der Welt wichtige Impulse, die Dinge zu verändern … oder zumindest die Sicht der Medizin und des Gesetzgebers darauf zu verändern, wie wir, als Kultur, mit »tödlichen Krankheiten« umgehen.

In dieser Hinsicht halte ich es für durchaus möglich, dass die Seelen dieser Patienten auf einer sehr hohen Ebene eine Einladung angenommen haben – und daher bereit sind, in diese Rolle zu schlüpfen, damit der Rest der Welt aufwacht und Medizin und Gesellschaft künftig mit tödlichen Krankheiten wie Demenz anders umzugehen lernen (wozu gehört,

dass eine rechtzeitige Vorsorge in Form von Patientenverfügungen und Ähnlichem zur Regel wird und Sterbehilfe als Option rechtlich erlaubt wird).
Nun übergebe ich an dich, Neale ... wenn du aus spiritueller Sicht hierzu etwas anmerken möchtest.

Ich möchte hier etwas sagen, das unsere ganze Sicht und unser Erleben der »Demenz« auf den Kopf stellen wird.
Erstens möchte ich ganz klar und unmissverständlich betonen, dass niemand, der an Demenz erkrankt, diesen Zustand herbeiführt, um etwas zu »lernen« - und die Situation tritt auch nicht ein, damit die den Patienten betreuenden Personen etwas lernen.
Spirituell bin ich zu der Einsicht gelangt, dass das Leben für uns keine Gelegenheit für Lernerfahrungen ist, sondern eine Gelegenheit, das eigene Selbst zu entfalten und zum Ausdruck zu bringen; nicht eine Gelegenheit, Dinge zu *ent*decken, sondern eine Gelegenheit, *auf*zudecken und zu demonstrieren, Wer Wir Wirklich Sind. Das Leben ist also kein Prozess, bei dem es darum geht, Neues zu entdecken, sondern darum, unsere wahre Identität wiederzuentdecken, uns an sie zu erinnern.
Auch handelt es sich dabei nicht um einen individuellen Vorgang, sondern um einen Prozess, an dem alle Seelen gemeinsam mitwirken. Wir haben diese Erfahrung, die wir Demenz nennen, alle zusammen erschaffen, und zwar in Familien oder Clans, in denen das Streben nach spiritueller Erkenntnis einen sehr, sehr hohen Stellenwert hat.
Das trifft gegenwärtig auf die Familie meiner Frau zu. Meine Frau widmet sich mit tiefer Hingabe der Evolution ihrer Seele - und sie hilft allen Menschen in ihrer Umgebung ebenfalls bei dieser Evolution. Ich möchte nun etwas teilen, was sie mir mehr als einmal erklärt hat, wenn sie von einem Besuch bei ihrem Vater zurückkehrte, der inzwischen in einem Pflegeheim für Demenzpatienten betreut wird.

Nach ihrer Erfahrung lösen sich Demenzkranke von all ihren bisherigen Vorstellungen einer begrenzten körperlichen Identität. Ihre Seele ist noch *sehr* präsent, aber geistig haben sie sich von vielen eng definierten Fakten über Ereignisse und Situationen gelöst.

In einem sehr realen Sinn sind sie spirituell erleuchtet! Das heißt, sie haben realisiert, Wer Sie Wirklich Sind - ihr Wahres Sein. Und deshalb machen sie erstaunliche Beobachtungen und äußern oft, scheinbar zusammenhanglos, zutiefst erleuchtete Wahrheiten!

Außerdem leben sie völlig in der Gegenwart, weswegen sie uns desorientiert erscheinen, obwohl sie sich in Wirklichkeit an der Höchsten Realität orientieren und am Ewigen Jetzt, und zwar weitaus mehr als »gesunde« Menschen, die noch völlig in ihrer eigenen »Wahrnehmungsblase« leben.

Als ich meine Frau Em das sagen hörte, musste ich daran denken, dass in vielen alten Kulturen Menschen, die Anzeichen jenes Zustandes zeigten, den wir heute Demenz nennen, in ihrem Stamm oder ihrer Sippe als Meister geehrt wurden. Die ganze Gemeinschaft kümmerte sich liebevoll um ihre physischen Bedürfnisse, denn man glaubte, dass diese alten Menschen Erleuchtung und geistige Freiheit erlangt hatten, ohne dafür ihren Körper verlassen zu müssen.

Das galt als höchste Stufe der Vollkommenheit, als wahre Meisterschaft.

Das Traurige an unserer Zeit ist, dass unsere Gesellschaft ihre Bewertung dieses heiligen Zustandes komplett umgekehrt hat. Heute gilt er für viele fast als Fluch oder zumindest als das Traurigste, was im Leben geschehen kann. Diejenigen, die jedoch die wahre Natur dieses Geschehens verstehen, wie Em, treffen die bewusste Entscheidung, mit dem an Demenz erkrankten Angehörigen auf der Seelenebene zu interagieren – und stellen dann fest, dass sie von ihm oder ihr die erstaunlichsten Botschaften erhalten.

Auf der körperlichen Ebene lassen diese gesegneten alten Menschen zwar ihre begrenzte Identität hinter sich, aber auf der Seelenebene haben sie nichts vergessen – am allerwenigsten die Wahrheit und das Wunder der Liebe. Meine Frau hat mir erzählt – und demonstriert es jedes Mal, wenn sie ihren Vater besucht –, dass man, wenn man diese Menschen liebevoll behandelt, förmlich sehen kann, wie sie zu strahlen beginnen, wie ihre *Essenz* hervorleuchtet, wie ein Erkennen von Seele zu Seele stattfindet. Selbst wenn sie dein Gesicht nicht erkennen, werden sie deine Essenz erkennen.

Indem sie uns zeigen, wer *sie* wirklich sind, und zwar dadurch, dass sie sich vollständig von allem lösen, was sie *nicht* sind, zeigen sie uns, wer *wir* wirklich sind.

Zu einer Zeit, in der die Menschheit mehr denn je von dieser Botschaft profitieren kann, überrascht es nicht, dass die sogenannte Demenz heute epidemische Ausmaße annimmt. Die Seelen nehmen die Herausforderung an. Sie nehmen den Auftrag an. Als ihre letzte Handlung während dieser Inkarnation akzeptieren diese Seelen die höchste aller Aufgaben: Uns wird vor Augen geführt, Wer Wir Wirklich Sind, und wer wir nicht sind.

Möge die Botschaft hören, wer Ohren hat. Was für ein Geschenk uns diese alten Menschen mit dieser letzten Demonstration ihrer Liebe machen!

Frage 3: Der Umgang mit schulmedizinischen Medikamenten

Ich habe einen leicht erhöhten Cholesterinspiegel, und mein Arzt empfiehlt mir die Einnahme von Statinen. Ich fürchte aber die Nebenwirkungen dieser Medikamente. Gibt es andere Optionen? Wie kann ich meine Abhängigkeit von medikamentösen Therapien verringern?

Wenn Ihr Cholesterinspiegel nur leicht erhöht ist, wird Ihr Hausarzt es sicher befürworten, wenn Sie zunächst versuchsweise Ihren Lebensstil verändern, bevor Sie Statine einnehmen. Dazu gehören körperliches Training und eine fettärmere Ernährung, wobei vor allem die gesättigten Fette reduziert werden sollten.
Dass Bewegung zahlreiche körperliche Vorteile hat, ist bekannt. Und es konnte nachgewiesen werden, dass moderates Körpertraining den Cholesterinspiegel senken kann. Gerade aerobes Training (zum Beispiel Joggen, Wandern, Schwimmen, Radfahren – alles, was für 20 bis 30 Minuten den Puls erhöht) fördert die Bildung »guten Cholesterins« (HDL).[19] *Außerdem hilft ein solches Training beim Abnehmen, was ein weiterer wichtiger Vorteil ist.*
Jede Art von Bewegung ist besser als gar keine Bewegung (vorausgesetzt, es gibt bei Ihnen keine körperlichen Einschränkungen, die dem entgegenstehen). Ein gutes Ziel ist es, mindestens dreimal wöchentlich 20 bis 30 Minuten moderaten Ausdauersport zu betreiben.
Was die Ernährung betrifft, sollten Sie Ihren Fettverzehr einschränken,

vor allem den von gesättigten Fetten.[20] *Die derzeitige medizinische Empfehlung lautet, nicht mehr als 30 Prozent der täglichen Kalorien in Form von Fett zu verzehren, was besonders wichtig für Menschen mit erhöhtem Cholesterinspiegel ist. Eine ideale Nahrungszusammensetzung sieht so aus: etwa 20 Prozent Kalorien aus Eiweißquellen, 30 Prozent oder weniger in Form von Fetten, und 50 bis 60 Prozent aus Kohlenhydratquellen (wozu auch Früchte und Gemüse zählen), und zwar vorzugsweise kohlenhydrathaltige Lebensmittel mit einem niedrigen »glykämischen Index«, zum Beispiel Vollkornbrot, Quinoa, Haferflocken, da diese Lebensmittel langsamer absorbiert werden, was einen positiven Effekt auf die Gesundheit hat.*

Die meisten Ärzte in Kanada (wo ich meine medizinische Ausbildung absolvierte) lernen, dass sie ihren Patienten drei Monate Zeit geben sollen, um die Wirkung von Veränderungen des Lebensstils zu testen. Dann wird der Cholesterinspiegel erneut gemessen. Ist er dann immer noch zu hoch, wird der Arzt Ihnen in der Regel erneut zur Einnahme von Statinen raten, denn Cholesterin ist ein wichtiger Risikofaktor für Herzinfarkte und Schlaganfälle, die, verständlicherweise, nach Möglichkeit verhindert werden sollen.

Leser dieses Buches möchten vielleicht gerne wissen, ob es zusätzlich zu Änderungen im Lebensstil und Medikamenten auch spirituelle oder alternative Heilmethoden gibt, die eine Senkung des Cholesterinspiegels bewirken können. Bei einem von Neales Homecoming Events (einem Seminar, zu dem er acht bis zehn Personen zu sich nach Hause einlädt, wo dann fünf Tage lang die Botschaften aus Gespräche mit Gott *gemeinsam erörtert werden) fragte mich eine Teilnehmerin: »Ich habe beschlossen, mein Statin-Medikament abzusetzen. Ich verbringe jetzt viel mehr Zeit mit spirituellen Übungen und daher glaube ich, dass ich es nicht länger benötige. Wie denken Sie darüber, Frau Doktor?« Um welche spirituellen Übungen es sich im Einzelnen handelte, sagte sie mir nicht. Aber ich antwortete dieser Frau, was ich allen antworten würde, die mir eine solche Frage stellen.*

Ich erklärte ihr, dass ich ausgebildete Ärztin sei und nichts über die Wirksamkeit alternativer oder spiritueller Behandlungsmethoden wisse. Glaube ich daran, dass sie wirksam sind? Natürlich. Ich habe genug Berichte gehört, denen zufolge solche »Heilbehandlungen« eine messbare Verbesserung des körperlichen Zustandes bewirkten.

Ich empfahl der Seminarteilnehmerin, es mit den alternativen oder spirituellen Heilmethoden ihrer Wahl zu versuchen, aber in einem gewissen Abstand den Cholesterinspiegel ärztlich kontrollieren zu lassen. So könnte sie anhand eines eindeutigen Laborwertes sehen, ob die Methoden die gewünschte Wirkung erzielten.

Nun lehnen manche Menschen die westliche Schulmedizin gänzlich ab. Sie werden sich dann möglicherweise dafür entscheiden, kein Statin einzunehmen, einfach weil es sich um ein schulmedizinisches Medikament handelt. Mir sind schon mehrere solche Leute begegnet. Ich bin aber überzeugt, dass wir gut beraten sind, alle infrage kommenden Behandlungsmethoden zumindest in Betracht zu ziehen.

Und selbst wenn Sie ein Statin-Medikament einnehmen, bleibt es Ihnen unbenommen, es abzusetzen, wenn (a) unerwünschte Nebenwirkungen auftreten oder (b) Ihr Cholesterinspiegel sich so weit normalisiert, dass Sie das Medikament nicht länger benötigen. Dass Sie irgendwann mit der Einnahme eines Medikaments begonnen haben, bedeutet ja schließlich nicht, dass Sie es bis an Ihr Lebensende nehmen müssen.

Ich stimme dir in allen Punkten zu, Brit. Zu den Heilmethoden, die Gott unserer Spezies mitgegeben hat, gehört das Wissen, welche Substanzen und Therapiemaßnahmen wir nutzen können – von den frühesten Heilern in den Stammesgesellschaften, die lernten, Substanzen aus der Natur zu medizinischen Zwecken einzusetzen (Baumrinden, Pflanzenwurzeln usw.) bis zu Wissenschaftlern und Medizinern, die Medikamente im Labor entwickeln, verfolgen alle das gleiche Ziel: den menschlichen Körper zu heilen und gesund zu erhalten.

Ich persönlich bin nicht der Ansicht, dass die Medizin des 21. Jahrhunderts im Widerspruch zu Gottes Wirken steht. Vielmehr betrachte ich die moderne Medizin als Teil des göttlichen Heilprozesses – denn letztlich kann die ganze Welt Teil jenes Prozes-

ses sein, den alle fühlenden Wesen nutzen können, um jeden falschen Gedanken zu heilen, den sie über sich selbst bislang gehegt haben.
Spiritualität und Medizinalität (da habe ich mir gerade ein tolles neues Wort ausgedacht!) sind nicht die gegensätzlichen Enden eines Spektrums, sondern Bestandteile einer Reihe von energetischen Ausdrucksformen, aus denen das Leben selbst sich zusammensetzt. Deswegen sollte man weder die Spiritualität noch die Medizinalität in Bausch und Bogen ablehnen. Und interessanterweise tun das in der Regel auch weder spirituelle Botschafter noch Ärzte. Für gewöhnlich findet sich diese Haltung eher bei der skeptischen Öffentlichkeit – bei jenen, die entweder die Wirksamkeit spiritueller Heilungen anzweifeln oder die Segnungen der modernen Medizin ernsthaft infrage stellen.
Was ich sagen will, ist, dass die moderne Medizin und die zeitgenössische Spiritualität nicht im Widerspruch zueinander stehen. Und ich weiß aus Erfahrung, dass das, was ein Mensch glaubt, einen großen Einfluss darauf haben kann, was in seinem Leben geschieht. Wenn Sie zum Beispiel fest glauben, dass Sie aus gutem Grund bei einem Medikament, etwa bei Statinen, Nebenwirkungen befürchten (und übrigens können bei bestimmten Medikamenten tatsächlich Nebenwirkungen auftreten, vor denen die Ärzte selbst warnen und bei denen Sie unbedingt sofort Ihren Arzt konsultieren sollten), sollten Sie ein ernstes Gespräch mit Ihrem Arzt oder Ihrer Ärztin führen, um sich zu vergewissern, dass er oder sie nicht daran zweifelt, dass dieses Medikament sicher ist. Wenn Sie dann immer noch überzeugt sind, dass Grund zu Befürchtungen besteht, wäre ich mit der Einnahme dieses Medikaments sehr vorsichtig. Wenn Sie nicht glauben, was Ihr Arzt Ihnen sagt, arbeiten Sie energetisch gegen die Energie des Medikaments.
Ich gehöre nicht zu denen, die glauben, die meisten allopathischen Ärzte wären von der Pharmaindustrie gekauft und würden die Behauptungen der Arzneimittelhersteller kritiklos

nachplappern. Ich habe die Erfahrung gemacht, dass die überwiegende Mehrheit der Ärzte ebenso integer ist wie Sie und ich. Sie arbeiten hart daran, sich stets bezüglich der neuesten Forschungsergebnisse auf dem Laufenden zu halten, um sicherzustellen, dass sie ihren Patienten keine Medikamente verschreiben, die mehr schaden als nützen. Ganz gewiss würden Sie nicht absichtlich einen anderen Menschen betrügen oder schädigen, oder bewusst ein hohes Risiko in Kauf nehmen, jemanden schwer zu verletzen (oder gar zu töten). Und ich habe keinen Grund anzunehmen, dass Ihr Arzt in dieser Hinsicht weniger menschlich ist als Sie.

Das heißt nicht, dass Sie kritiklos alles tun sollen, wozu er Ihnen rät (oder sonst irgendjemand). Letztlich müssen Sie auf sich selbst hören und tun, was Ihre Intuition Ihnen sagt, und dann friedvoll den Weg gehen, den sie Ihnen weist.

Frage 4: Abtreibung

Ich wurde infolge einer Vergewaltigung schwanger und bin mir nicht sicher, ob ich diese Schwangerschaft abbrechen soll. Ist Abtreibung moralisch zu rechtfertigen?

Ich bedaure sehr, dass Sie eine solche Erfahrung machen mussten. Infolge einer Vergewaltigung schwanger zu werden ist eine sehr schwierige Situation. Das, was normalerweise zu den aufregendsten und freudigsten Zeiten im Leben einer Frau gehört, ist dann durch Wut, Traurigkeit und Schmerz schwer belastet.

Und es konfrontiert uns mit einer Vielzahl schwieriger Entscheidungen: »Soll ich das Kind austragen? Wenn ja, möchte ich es dann behalten? Ist das in meiner gegenwärtigen Lebenssituation überhaupt möglich - zeitlich und finanziell? Möchte ich das Baby zur Adoption freigeben? Kommt eine Abtreibung für mich infrage? Wenn ich mich dafür entscheide, wird meine Umgebung es akzeptieren - mein soziales Umfeld, mein Freundeskreis, meine Angehörigen, mein Partner?«

Während meiner Arztausbildung arbeitete ich in einer Klinik in Victoria, Kanada, in der Abtreibungen vorgenommen wurden. Daher weiß ich, wie schwer diese Entscheidungen für die betroffenen Frauen sind. Mir ist bewusst, dass viele Menschen aus religiösen oder moralischen Gründen Abtreibungen ablehnen. Sie sind fest überzeugt, es sei »falsch«, das Leben eines Fötus zu beenden. Manche glauben, das gelte während der gesamten embryonalen Entwicklung, andere sind der Auffassung, erst ab einem be-

stimmten Entwicklungsstadium des Fötus seien Schwangerschaftsabbrüche ethisch nicht mehr vertretbar (zum Beispiel ab dem Zeitpunkt, wenn das Herz zu schlagen beginnt). Andere glauben immer noch, dass Abtreibungen per Gesetz verboten werden sollen, sobald der Fötus als »lebensfähig« gilt – also außerhalb der Gebärmutter überleben kann (was etwa ab der 24. Woche der Fall ist).

In Kanada gibt es derzeit keine Gesetze, die Abtreibungen einschränken, was bedeutet, dass sie während der gesamten Schwangerschaft zulässig sind. Doch setzen alle mir bekannten Ärzte die Grenze in der 20. Schwangerschaftswoche. Die meisten Ärzte glauben, dass die Mutter bis dahin Zeit genug hatte, eine Entscheidung zu treffen, während andererseits die Ärzte bei diesem Entwicklungsstadium des Kindes noch keine zu großen Vorbehalte haben, eine Abtreibung vorzunehmen.

Zwar kann ich verstehen, dass für viele Menschen der Schutz des ungeborenen Lebens sehr wichtig ist – vor besagter Abtreibungsklinik, in der ich für kurze Zeit arbeitete, fanden täglich Proteste statt –, aber ich weiß auch, dass meine Begegnungen mit den Frauen, die dort eine Abtreibung vornehmen ließen, mir die Augen öffneten. Ich betrachte dieses Thema seitdem mit viel größerem Mitgefühl.

Wussten Sie, dass etwa 30 Prozent der Frauen in den USA bis zum Alter von 45 Jahren schon abgetrieben haben?[21] *Es ist also eine keineswegs seltene Situation.*

Ich will mich hier nicht dazu äußern, ob Abtreibung in moralischer Hinsicht richtig oder falsch ist. Stattdessen möchte ich die Aufmerksamkeit darauf lenken, wie wir mit den betroffenen Frauen und der Thematik insgesamt umgehen.

Wie man auch persönlich zum Recht auf Abtreibung stehen mag, als Ärztin bin ich mir deutlich bewusst, dass Frauen, die ungewollt schwanger geworden sind, Rat und Hilfe benötigen – einen geschützten Raum, wo sie über ihre Gefühle und alle möglichen Optionen (einschließlich einer Abtreibung) offen sprechen können. Und es sollten Menschen da sein, die ihnen auf diesem schwierigen Weg beistehen, mitfühlend und verständnisvoll.

Das ist es, was meiner Meinung nach den Arztberuf ausmachen sollte – und Mitmenschlichkeit überhaupt.

Wenn ich Ihre Ärztin wäre und Sie würden nach einer Vergewaltigung zu mir kommen und mich bitten, eine Abtreibung vorzunehmen, würde ich Ihnen sagen, dass ich diese Entscheidung für absolut gerechtfertigt halte. Ich würde mir außerdem die Zeit nehmen, mir Ihre Geschichte anzuhören und mit Ihnen gemeinsam Ihre Gefühle bezüglich Ihrer Entscheidung zu ergründen, wenn Sie das wünschen, und alle infrage kommenden Optionen mit Ihnen besprechen. Dies würde ich tun, um Ihnen das Gefühl zu geben, umfassend informiert zu sein und alle wichtigen Aspekte bei der Entscheidung berücksichtigt zu haben.
In Kanada wird von uns Ärzten erwartet, dass wir, ungeachtet unserer persönlichen Ansichten zu Schwangerschaftsabbrüchen, einer Patientin alle erforderlichen Informationen geben und ihr bei der Entscheidung beistehen. Wenn wir selbst Vorbehalte haben, die Abtreibung vorzunehmen, sind wir dennoch angehalten, keine moralischen Wertungen zu äußern und die Patientin zu einem Arzt zu überweisen, der bereit ist, den Schwangerschaftsabbruch vorzunehmen und die Frau mitfühlend zu beraten.
Ich denke, diese Empfehlungen für uns Ärzte sind auch für die Gesellschaft insgesamt eine gute Richtlinie. Mit anderen Worten, ich bin der Auffassung, dass wir unsere persönlichen Wünsche und Moralvorstellungen außen vor lassen und jeder Frau die Freiheit einräumen sollten, die Entscheidung zu treffen, die ihr selbst als die bestmögliche erscheint.

Ihre Frage, ob Abtreibungen moralisch gerechtfertigt sind, führt zu zwei weiteren Fragen: »Für wen? Für Sie selbst oder für einen anderen Menschen, der Ihnen wichtig ist? Für Gott? Für den Gesetzgeber des Landes, in dem Sie leben?« Lassen Sie mich auf den spirituellen Aspekt dieser Fragestellung eingehen. Gott, so wie ich ihn kenne und verstehe, hat mir gegenüber klar zum Ausdruck gebracht, dass es so etwas wie richtig oder falsch nicht gibt. Es gibt nur das, was funktioniert, und das, was nicht funktioniert, und zwar immer im Hinblick darauf, was Sie zu tun beabsichtigen. Aus spiritueller Sicht lässt sich Ihre Frage also auf Folgendes herunterbrechen: Was versuchen Sie zu tun und zu erreichen?

Möchten Sie sicherstellen, dass jedes Kind, das Sie zur Welt bringen, die besten Aussichten auf ein wunderbares Leben hat? Oder versuchen Sie, das zu tun, was »in Ordnung« ist, gemessen an von anderen übernommenen Definitionen und moralischen Konstrukten oder gemessen an Ihren eigenen Maßstäben? Möchten Sie sicherstellen, dass Sie Gott nicht »verärgern« oder keine schreckliche Sünde begehen? Möchten Sie Ihren eigenen Lebensweg gehen können, ohne dabei durch Umstände eingeschränkt zu sein, die Sie nicht selbst gewählt haben? Versuchen Sie, Ihrem inneren Gespür dafür gerecht zu werden, was in dieser Situation das Richtige ist und Ihrem Wahren Sein am besten entspricht?

Was versuchen Sie zu tun und zu erreichen? Wenn Sie sich darüber nicht im Klaren sind, ist das die Frage, mit der Sie sich intensiv beschäftigen sollten. Und denken Sie daran: Es gibt auf diese Frage keine richtigen oder falschen Antworten. Es gibt nur *Ihre* persönliche Antwort. Sie werden es wissen und spüren, wenn »es« durch Sie zu Ihnen spricht. Sie werden merken, wenn Sie wirklich Ihre eigene Antwort hören.

Was Gott betrifft, kann ich Ihnen sagen: Gott liebt Sie ewig und bedingungslos, und zwar unabhängig davon, welche Entscheidungen Sie im Leben treffen. Gott macht Ihnen niemals Vorwürfe, verurteilt Sie niemals. Gott wird jeden Schritt erlauben, den Sie unternehmen, in jedem Ihrer Leben, der Sie der Erfüllung Ihrer Seelenreise näherbringt. Und Erfüllung ereignet sich, wenn Sie und Gott in Ihrer Erfahrung Eins werden. Das geschieht nicht nur einmal, sondern kann in jedem Ihrer vielen Leben immer wieder geschehen – bis es schließlich zu einem dauerhaft bestehenden Ausdruck dessen wird, Was Sie Sind.

Sogar dann ist die Reise noch nicht abgeschlossen, sondern sie wird weitergehen, weil die Freude und das Wunder des Göttlichen durch Sie hindurch andere fühlende Wesen im Universum berühren wird, sodass auch diese in die Lage versetzt werden, sich als Ausdruck des Göttlichen zu erleben.

In meiner Antwort auf die nächste Frage gehe ich ausführlicher darauf ein, wie wir Entscheidungen treffen und was »richtig oder falsch« ist.

Frage 5: Sex und Behinderung

Mein Mann erlitt vor zwei Jahren bei einem schweren Autounfall eine Rückenmarksverletzung. Seitdem leidet unsere Ehe darunter, dass er nicht mehr zum Geschlechtsakt fähig ist. Ich bin loyal und möchte bei ihm bleiben, aber da zwischen uns kein Sex mehr möglich ist, fehlt ein für mich wesentlicher Teil zum Glück. Was soll ich tun?

Zu Beginn möchte ich sagen, dass in Gespräche mit Gott *eine unorthodoxe Sichtweise auf Sex und Sexualität vermittelt wird, und zwar in dem Sinn, dass in dieser Theologie freudige sexuelle Erfahrungen offen bejaht und gutgeheißen werden. Es wird nicht behauptet, Sex wäre der einzige Weg, Erfüllung zu erleben und mit dem Partner intim zu sein. Aber dieser Aspekt unseres Menschseins wird in einer Weise wertgeschätzt und geehrt, wie das, wenn überhaupt, nur in sehr wenigen anderen Theologien der Fall ist. Daher freue ich mich, dass Sie dieses Thema ansprechen, und finde es vollkommen legitim.*

Die Schlüsselfrage scheint mir hierbei: Wie können Sie Ihrem Mann auch nach seiner Verletzung weiterhin Liebe und Loyalität schenken, während Sie gleichzeitig Selbstliebe praktizieren, indem Sie Ihre sexuellen Bedürfnisse anerkennen und ehren? Oder, in Ihrer speziellen Situation, lautet die entscheidendere Frage wohl eher: Ist das überhaupt möglich?

Wäre ich Ihre Ärztin – und natürlich gibt es Ärzte, die sich auf das Fachgebiet der Sexualität spezialisiert haben –, würde ich Ihnen zunächst einige Fragen über Ihre intime Beziehung zu Ihrem Mann stellen. Wenn Sie, wie Sie sagen, die Beziehung zu Ihrem Mann schätzen und bei ihm bleiben wollen und daher eine Lösung suchen, wie Sie mit dem sexuellen Defizit künftig umgehen sollen, habe ich durchaus Vorschläge für Sie, wie so etwas zum beiderseitigen Wohl gelingen kann.

Kürzlich erschien im Toronto Star, *Kanadas meistgelesener Zeitung, ein Artikel mit der Überschrift »Sex und Behinderung«. Darin wurde ein Paar vorgestellt, Tim und Natalie Rose, die das* Rose Centre for Love, Sex and Disability *(»Zentrum für Liebe, Sex und Behinderung«) gegründet haben.*[22] *Tim sitzt im Rollstuhl (infolge einer angeborenen Zerebralparese), seine Frau Natalie ist nicht behindert. Ihr Zentrum dient dem Ziel, die positiven Seiten von Behinderungen zu entdecken, vor allem im Hinblick auf Liebe und Sex.*

Tim und Natalie haben es sich zur Aufgabe gemacht, Menschen zum Thema Sex und Behinderung aufzuklären. Sie sind ein inspirierendes Beispiel für ein Paar, das stolz von sich sagt, ein leidenschaftliches und erfülltes Sexleben zu haben trotz der Einschränkungen, die bei Tim infolge seiner Lähmung von Geburt an bestehen.[23] *Dieses junge Paar liebt sich so sehr, dass es Wege gefunden hat, mit der Situation umzugehen – trotz der »Schwierigkeiten«, Tim aus seinem Rollstuhl zu holen, Stellungen zu finden, die funktionieren, und zu erforschen, was sie und ihn sexuell befriedigt, und zwar außerhalb der Norm nicht-behinderter Paare.*

Dass dieses Paar an die Öffentlichkeit ging, geschah aber nicht aus Geltungsdrang, sondern weil sie anderen behinderten Paaren Mut machen wollen und um der Gesellschaft zu zeigen, dass auch Menschen mit körperlichem Handicap ein erfülltes Sexleben haben können.

Auf Ihre Frage, was Sie tun sollen, antworte ich also zuerst einmal, dass eine gute Chance besteht, mit Ihrem Mann eine für beide erfüllende Form sexueller Intimität zu finden. Diese mag nicht ganz so einfach sein und nicht so aussehen wie bei anderen Paaren, aber möglich ist es in vielen Fällen. Das habe ich aus Tims und Natalies Interview gelernt, kenne aber auch aus der medizinischen Praxis Patienten, denen es gelang, trotz schwerer Krankheiten, die ihre sexuellen Funktionen beeinträchtigten, wieder zu sexueller Erfüllung zu finden.

Ich empfehle Ihnen und Ihrem Mann, mit einem Arzt oder Sexualtherapeuten Möglichkeiten zu suchen, wie Sie beide wieder stärker Ihre Wünsche befriedigen können.
Der Umstand, dass sexuelle Funktionen infolge einer Verletzung eingeschränkt sind, muss kein Lust-Killer sein und das Ende einer Ehe bedeuten. Im Gegenteil: Es kann die Türen der Kommunikation öffnen und, wage ich zu sagen, eröffnet sogar die Möglichkeit zu mehr Liebe und Nähe als vor dem Unfall.
Ken Keyes jr. und Amy Purdy, von denen in diesem Buch ja bereits die Rede war, nutzten ihre Körperbehinderung als Plattform dafür, in ihrem Leben mehr Sinn und Erfüllung zu finden. Daher wage ich die Vorhersage, dass auch Sie und Ihr Mann eines Tages auf dieses Problem zurückblicken und es als Geschenk betrachten werden.
Oder, wie Tim Rose es ausdrückt: »Betrachten wir Behinderung nicht als Tragödie. Sehen wir sie als etwas, das wir feiern und womit wir Spaß haben können.«[24]

Ich habe eine wunderbare Freundin, die mit Spina bifida geboren wurde. Sie bietet heute Coaching und Seminare für Menschen an, die sie nicht »behindert« nennt, sondern »anders begabt«. Als ich das auf ihrem Seminar-Flyer zum ersten Mal las, dachte ich: »Das ist wirklich schön ausgedrückt!«
Ich stimme allem zu, was meine wunderbare Arzt-Freundin gesagt hat. Ich möchte es in einem Satz zusammenfassen: Die Unfähigkeit zum eigentlichen Geschlechtsakt bedeutet nicht, dass keine sexuelle Intimität möglich ist.
Unter Erwachsenen: Wir wissen doch alle, dass es noch mehr Wege gibt, sexuelle Freude und körperliche Lust zu erleben.
Ihr Mann ist einfach »anders begabt«. Ihnen beiden steht die Möglichkeit offen, Liebe, Wärme und Freude zu finden, indem er diese andere Begabung entdeckt und Ihnen zeigt. Unsere wunderbare Ärztin hier hat Ihnen alles gesagt, was über die körperlichen Aspekte dieser Situation gesagt werden sollte. Schauen wir uns nun die spirituellen Aspekte an ...

Der Sinn des Lebens auf Erden, so wie er mir in *Gespräche mit Gott* vermittelt wurde, besteht darin, dass wir uns selbst immer wieder neu erschaffen, in jedem goldenen Augenblick des Jetzt und in immer großartigeren Versionen unserer Vision unseres Wahren Seins, unserer Göttlichkeit. Wir sind nicht unser Körper, wir *haben* einen Körper. Wir sind Wesen, die aus drei Teilen bestehen: Körper, Bewusstsein (Geist) und Seele.

Wenn das wahr ist, können wir die Frage, die Sie uns gestellt haben, in einem neuen Zusammenhang betrachten. Wäre die nächste, großartigere Version Ihrer Vision Ihrer Göttlichkeit, dass Sie Ihren Mann verlassen, weil er infolge eines Unfalls nicht mehr zum Geschlechtsakt fähig ist? Ist Ihr Wahres Sein eine Person, die die Tragödie der Verletzung Ihres Mannes dadurch vergrößert, dass er nun, als zusätzliche Tragödie, auch noch von seiner Frau verlassen wird? Ist Ihr Wahres Sein eine Person, die nicht glücklich sein kann, wenn sexuelle Intimität nicht in einer ganz bestimmten Art und Weise praktiziert wird? Wenn das aber Ihr Sein ist, so wie es sich gegenwärtig ausdrücken will, ist es Ihrem Mann gegenüber loyal, wenn Sie ihm die Wahrheit darüber sagen, wie Sie sich selbst in dieser Situation definieren. Bitten Sie ihn, Sie bei Ihrer Entscheidung, wie es in Ihrem Leben weitergehen soll, liebevoll zu unterstützen.

Als Mann weiß ich genau, was ich zu meiner Frau sagen würde, wenn wir uns in Ihrer Situation befänden: »Wenn der Geschlechtsverkehr für dich wichtiger ist, als mich in deinem Leben zu haben, werde ich dich niemals davon abhalten, mich zu verlassen. Alles, was ich für dich will und immer wollte, ist, dass du glücklich bist und dich deines Lebens freust. Ich will tun, was ich kann, um dir das zu ermöglichen – auch wenn es bedeutet, dich aus dem Versprechen zu entlassen, das wir einander gegeben haben.«

Gott, wie ich ihn erlebe und verstehe, hat mir offenbart, dass es in meinem Leben nicht um mich geht. Es geht um alle Menschen, deren Leben ich berühre, und darum, auf welche Weise ich ihr Leben berühre. Ich glaube, dass wir die höchste Ebene spiritueller Erkenntnis erreichen, wenn wir entdecken und offenbaren, Wer Wir Wirklich Sind (Individualisierte Ausdrucksformen des Göttlichen) und wenn wir demonstrieren, warum wir hier auf Erden sind (um unsere Wahre Identität zu entfalten und zu erfahren).

Die Seele hat sich in einer bestimmten Zeit auf bestimmte Weise als Körper und Bewusstsein materialisiert, um einer singulären Realität auf besondere Weise Ausdruck zu verleihen. Wir sind die lebendige Antwort auf die Frage: »Was würde Gott jetzt tun?« Das ist also die Frage, die ich mir stellen würde, wenn ich in der Situation Ihres Ehemanns wäre – und ebenso können Sie als seine Ehefrau sich diese Frage stellen.

Und denken Sie daran: Es gibt auf diese Frage keine richtige oder falsche Antwort. Es gibt nur die Antwort, die Ihnen offenbart, wer Sie sind, und Sie wieder zu der Person zurückführt, die Sie aufrichtig sein wollen. Hier wie in allen Dingen ist es letztlich so, wie Shakespeare schrieb: »Dies über alles: Sei dir selber treu, und daraus folgt, so wie die Nacht dem Tage, du kannst nicht falsch sein gegen irgendwen.«[25]

Frage 6: Warum sterben wir?

Warum werden wir alt und sterben? Ich weiß, dass es aus der spirituellen Perspektive keinen Tod gibt. Hier auf der physischen Ebene gibt es ihn aber eindeutig. Warum?

Beginnen wir mit der medizinischen Perspektive. Was ist aus ärztlicher Sicht der Grund für den Tod? Oder, anders ausgedrückt: Welche Erklärung hat die medizinische Wissenschaft für das Phänomen des Todes?

Diese Frage fasziniert die Mediziner schon seit Jahren! Wie bereits in Teil 1 dieses Buches erwähnt, betrachtete man das Herz immer als ein für unser Überleben besonders wichtiges Organ. Man könnte also argumentieren, dass der Tod eintritt, wenn das Herz aufhört zu schlagen. Doch in Wirklichkeit tritt der Tod nicht unmittelbar beim Stillstand des Herzens ein.

Woher wissen wir das? Das Leben vieler Menschen konnte durch Herz-Lungen-Wiederbelebung gerettet werden, und zwar mehrere Minuten nach einem Herzstillstand. Das Herz kann durch Pressen der Brust, Defibrillation (Stromstöße) und Medikamente, die Blutdruck und Kreislauftätigkeit stimulieren, wieder zum Schlagen gebracht werden.

Auch nach einem Herzinfarkt konnten schon viele Patienten »gerettet« werden – indem die Ärzte arterielle Blockaden beseitigten und die Blutversorgung wiederherstellten, bevor der Patient verstarb. Das Herz ist also nicht der »letzte Dominostein« – der entscheidende Faktor zwischen Leben und Tod.

»Was ist es dann?«, fragten sich die Ärzte. Die nächste Antwort lautete: »Das Gehirn.«

Hier besagte die Theorie, dass dann, wenn das Herz aufhört zu schlagen, das Gehirn nicht mehr mit Sauerstoff versorgt wird. Sauerstoff ist einer der wichtigsten »Nährstoffe«, um unsere Zellen am Leben zu halten. Ohne ihn können sie nicht überleben (deshalb können wir nicht lange unter Wasser bleiben, ohne zum Luftholen aufzutauchen). Die Aufgabe des Herzens ist es, Blut durch den Körper zu pumpen, damit frischer Sauerstoff aus der Lunge zu allen Körperzellen gelangt und sie am Leben erhält. Was passiert also, wenn das Herz nicht mehr schlägt?

Ah, dachten die Ärzte, das Gehirn bekommt nicht mehr genug Sauerstoff! Je länger das Herz stillsteht, desto mehr mangelt es den Gehirnzellen an Sauerstoff.

Und wenn unser Gehirn zu »sterben« beginnt, verlieren wir wesentliche Aspekte unseres Seins – unsere Persönlichkeit, unser Gedächtnis und alle die Gehirnfunktionen, die es uns (nach dem Modell der westlichen Schulmedizin) ermöglichen, als der Mensch, der wir sind, durchs Leben zu gehen.

Interessant an dieser Theorie bezüglich des Gehirns als entscheidender Faktor dafür, dass der Tod eintritt, ist die Zeitabhängigkeit. Wenn es uns Ärzten gelingt, das Herz schnell genug wieder in Gang zu setzen, sodass die Sauerstoffversorgung des Gehirns wieder einsetzt (man glaubte, vier bis sechs Minuten seien das »Limit«), dann könnte der Mensch ins Leben zurückkehren, auch wenn er zuvor klinisch tot war. Es würden also nur die Menschen sterben, deren Gehirn länger als vier bis sechs Minuten keinen Sauerstoff erhielt …

Man sollte also meinen, nun hätten wir die Antwort gefunden! Die Antwort auf die uralte Frage: »Warum sterben wir?« Doch das war es noch immer nicht … jedenfalls nicht ganz.

Im letzten Kapitel von Teil 1 kamen wir auf die Kryokonservierung zu sprechen – dabei wird der Körper (oder nur das Gehirn) eines Menschen eingefroren in der Hoffnung, ihn Jahre später »ins Leben zurückholen« zu können, wenn die Medizin sich so weit entwickelt hat, dass man seine damalige Todesursache beseitigen kann. Interessant daran ist, dass dann, wenn der Körper weit genug abgekühlt wird (Wissenschaftlern zufolge auf minus 100 bis 160 °C) keine Zellschäden durch Sauerstoffmangel auftreten. In Gespräche mit Gott *heißt es (und es wurde wissenschaftlich bestätigt), dass Leben Bewegung ist. Wenn wir die Temperatur des Körpers weit genug absenken, hört alle Bewegung in ihm weitgehend auf. In diesem fast »erfrorenen« Zustand benötigen Zellen sehr, sehr wenig Sauerstoff, um zu überleben. Und so scheint es zumindest, dass dann, wenn wir die Temperatur weit genug absenken, das Herz für einen viel längeren Zeitraum als vier bis sechs Minuten zu schlagen aufhören könnte – vielleicht für mehrere Stunden, Tage oder noch länger –, ohne dass das Gehirn geschädigt wird (oder jedenfalls ohne dass größere Schäden entstehen). Und dann könnte man diesen Menschen wieder ins Leben zurückholen!*

Was ist also dann der »letzte Dominostein«? Warum müssen wir sterben? Und wie lässt sich diese Frage nicht nur medizinisch, sondern auch spirituell beantworten?

Bisher hat die medizinische Wissenschaft darauf offenbar noch keine eindeutige Antwort … wenden wir uns also der spirituellen Seite zu.

Ich glaube, dass wir aus spiritueller Perspektive sterben, weil ein Zustand der »Erfüllung« erreicht ist – wir haben vollbracht, was die Seele in diesem Leben tun und erfahren wollte. Das mag für andere Menschen nicht immer erkennbar sein – etwa für die Eltern eines an Krebs erkrankten Kindes (sie werden oft den genau gegenteiligen Eindruck haben) –, aber für mich fühlt sich richtig an, was dazu in Zuhause in Gott *gesagt wurde: Keine Seele stirbt zu einer Zeit oder auf eine Art, die sie nicht selbst gewählt hat.*

(Das mag sogar der Person selbst zum Zeitpunkt ihres Sterbens nicht klar sein aus der begrenzten Perspektive des Bewusstseins. Doch glaube ich, dass die Seele in dieser Hinsicht immer ein klares Wissen hat und eine klare Absicht verfolgt.)

Auch glaube ich, dass der physische »Tod« uns Gelegenheit gibt, uns wieder mit dem Einssein zu verbinden, das unsere fundamentale Natur ist. Mit anderen Worten, wir kehren aus dem Reich des Relativen – wo die Dinge voneinander »getrennt« zu existieren scheinen – ins Reich des Reinen Seins zurück (gefolgt vom Reich des Absoluten), wo wir wieder wissen

und erfahren (im Moment unseres Todes), dass wir Eins mit allem sind. Und schließlich gilt, was wir im letzten Kapitel von Teil 1 angesprochen haben, dass der grundlegende Impuls der Menschheit Wachstum, Evolution und Veränderung ist. Würden wir bis in alle Ewigkeit in unserem physischen Körper bleiben, wäre das eine grundlegende Leugnung und Einschränkung dieses Impulses.
Wenn wir den Tod nicht nur als Ende betrachten, sondern auch als Anfang, kann er sich als Geschenk erweisen, das uns den Aufbruch in die nächste Phase unserer Seelenreise ermöglicht – auf der wir uns immer wieder zwischen dem Reich des Spirituellen und dem Reich des Physischen bewegen, in das wir während unzähliger Leben zurückkehren.
Nun überlasse ich es Neale, den spirituellen Teil der Antwort weiter zu entfalten …

Ergänzend möchte ich darauf hinweisen, dass der Tod, spirituell gesehen, ein integraler Bestandteil des Lebens ist – wenn wir also fragen, warum es den Tod gibt, ist das, als würden wir fragen, warum es das Leben gibt.
Leben und Tod existieren Seite an Seite aus dem gleichen Grund, weshalb ein Pendel schwingt und ein Planet auf seiner Umlaufbahn kreist. Es geht um Bewegung. Alles Leben ist Bewegung. Nichts steht jemals still. Nichts. Wenn man einen Stein mit dem Elektronenmikroskop untersucht, sieht man Elementarteilchen, die sich bewegen.
Alt zu werden und zu sterben ist Teil des zyklischen Lebensprozesses. Alles verläuft in Zyklen. Alles. Nicht nur befindet sich alles in ständiger Bewegung, sondern diese Bewegungen erfolgen auf ganz bestimmte Weise. Alles bewegt sich in Mustern – die wir *Zyklen* nennen können. Dieses Muster lässt sich vorhersagen und beobachten. Es handelt sich um grundlegende Metaphysik.
Die Sonnen in unserem Universum werden alt und »sterben«. Und neue Sonnen werden geboren. Selbst sogenannte unbelebte Objekte zerfallen schließlich, werden im Lauf von Milliarden

Jahren zu Staub. Dass manche Zyklen aus unserer Perspektive extrem lange dauern, heißt nicht, dass sie nicht existieren. Der Lebenszyklus eines Planeten oder eines Sonnensystems mag Milliarden oder gar Billionen Jahre dauern. Der Lebenszyklus einer Eintagsfliege dauert vielleicht nur eine halbe Stunde ... oder bei einer zähen Eintagsfliege einen Tag.

Wir sehen also, dass ein jegliches seine Zeit hat und alles Vorhaben unter dem Himmel seine Stunde. Geboren werden hat seine Zeit, sterben hat seine Zeit. Pflanzen hat seine Zeit, und ernten, was gesät wurde, hat seine Zeit. Alles, was existiert, hat einen Lebenszyklus. Und dieser Zyklus ist fehlinterpretiert worden. Ich betone, dass ich von einem Lebenszyklus spreche, nicht von einem Leben-und-Tod-Zyklus. Und ich spreche von einem Lebenszyklus, nicht einer Lebensspanne. Eine Spanne wird als etwas gesehen, das einen Anfang und ein Ende hat. Auf einen Zyklus trifft das nicht zu. Er ist keine gerade Linie, sondern eher ein Kreis.

Nach meinem metaphysischen Verständnis gibt es im Universum keine geraden Linien. Was uns als gerade Linie erscheint, ist in Wahrheit ein Kreis, dessen Durchmesser so groß ist, dass der Teil, den wir sehen, uns wie eine gerade Linie vorkommt.

Ebenso wie eine vermeintlich gerade Linie scheint auch das Leben irgendwann zu »enden«, während es in Wahrheit in einem zyklischen Prozess weitergeht. Der »Tod« ist einfach eine Re-Identifikation, durch die Bewusstsein und Körper wieder als Teile eines dreiteiligen Seins erlebt werden, das die Seele beinhaltet und aus ihr hervorgeht. Und die Seele lebt ewig.

Frage 7: Spirituelle Heilung

In diesem Buch ist davon die Rede, den »spirituellen Reaktionsmechanismus« eines Patienten zu aktivieren, um eine Heilung zu fördern. Was ist spirituelle Heilung und gibt es sie wirklich? Wenn die westliche Schulmedizin mir nicht helfen kann, gibt es dann etwas Spirituelles, das ich tun kann, um meine Heilungschancen zu erhöhen?

Um Ihre Frage zu beantworten, woher man wissen kann, ob spirituelle Heilung existiert, möchte ich über das Gefühl sprechen, sich in einen Menschen zu verlieben. Die meisten von uns haben das wenigstens einmal im Leben kennengelernt – dieses Gefühl, ein starkes Band zu einem anderen zu spüren, eine tiefe Seelenverbindung, die sich logischem Denken entzieht.

Woher wissen Sie, dass Sie einen Menschen lieben? Woher wissen Sie, dass jemand der Mann fürs Leben oder die Traumfrau ist? Wenn man die Leute das fragt, sagen sie fast immer: »Keine Ahnung, woher ich dieses Wissen hatte. Ich wusste es einfach.« Liebe ist eine der stärksten Energien, die wir in unserem Leben fühlen. Und wir alle wissen, dass man sie fühlen, aber nicht messen kann.

Ähnlich verhält es sich, so scheint mir, auch mit dem spirituellen Heilen oder Energieheilen.

Nach einer Reiki-Behandlung, einer Decording-Sitzung oder einer »energetischen Operation« durch den brasilianischen Geistheiler Joao de Deus

fühlen wir, dass sich etwas in uns verändert hat – in Bezug auf unsere Gesundheit und unser Wohlbefinden – auch wenn diese Veränderung noch nicht durch medizinische Untersuchungen überprüft und bestätigt wurde. Zwar kann ich als Ärztin das spirituelle Heilen nicht als eine Methode empfehlen, auf die man sich verlassen kann und die garantiert wirksam ist. Das heißt aber nicht, dass ich sie ablehne oder für unsinnig halte. Auch wenn die Schulmedizin bisher keine Wirksamkeit nachweisen konnte, bleibe ich dennoch aufgeschlossen, dass das in Zukunft vielleicht gelingt. (Mit der Einschränkung, dass eine »Heilung« im Einklang mit der Spirituellen Reise eines Menschen stehen muss, was, wie in diesem Buch bereits angesprochen, nicht immer der Fall ist).
Als im System der westlichen Schulmedizin ausgebildete Ärztin sage ich offen, dass ich nicht weiß, welche Strategien alternative oder spirituelle Heiler genau anwenden. Um also den zweiten Teil Ihrer Frage zu beantworten und angenommen, schulmedizinisch wurde alles getan, um Ihnen zu helfen, aber ohne Erfolg, möchte ich auf das Thema »medizinische Wunder« aus Teil 1 dieses Buches zurückkommen.
Dort weisen wir darauf hin, dass Akzeptanz, Dankbarkeit und sogar ein freudiges Bejahen von Lebensherausforderungen (Krankheiten und andere) den energetischen Rahmen bilden, in dem dann medizinische Wunder sich ereignen können. Mit anderen Worten: diese offenen, akzeptierenden Seinszustände ermöglichen eine solche körperliche Veränderung ... vorausgesetzt, sie steht im Einklang mit der Agenda der Seele.
Dann betonten wir, dass man gut beraten ist, nicht auf ein Wunder zu zählen und es zu erwarten, damit man nicht das Gefühl bekommt, metaphysisch etwas »falsch« zu machen, und eventuell Schuldgefühle entwickelt – weil man glaubt, die Krankheit »angezogen« zu haben, oder nicht in der Lage ist, sich zu »heilen«.
Wir erklärten, dass nach unserer Auffassung »Heilung« nicht immer »Befreiung von körperlicher Krankheit« bedeuten muss. Sie kann durchaus auch etwas anderes bedeuten, etwa den Übergang in den Tod zu erleichtern, wenn eine Seele bereit ist, weiterzureisen; oder die Entscheidung, mit einer körperlichen Erkrankung oder Einschränkung zu leben, um, auf einer spirituellen Ebene, die Gaben am besten entfalten zu kön-

nen, die zu entfalten man für dieses Leben gewählt hat. Und es ist wichtig, diese Unterscheidung zu verstehen, weil die Schulmedizin die Idee vertritt, »Heilung« und »Beseitigung körperlicher Erkrankungen« wären das Gleiche, was in metaphysischer Hinsicht aber nicht zutrifft.

Aus der spirituellen Perspektive laden wir dazu ein, in allem, was geschieht, die Vollkommenheit zu sehen. Eine Krankheit mag oberflächlich als unerwünscht erscheinen, doch aus der Perspektive der Seele erkennen wir, dass Heilung keineswegs notwendig ist, denn jeder goldene Moment des Jetzt ist auch so absolut vollkommen.

Wenn es etwas zu »heilen« gibt, dann kleine oder falsche Gedanken darüber, Wer Wir Sind.

Um Paramahansa Yogananda zu zitieren: »Gott zu erkennen ist der wichtigste Weg, jede Krankheit zu heilen – sei sie körperlicher, mentaler oder spiritueller Natur.«[26] *Und ich glaube, dass wir »Gott erkennen«, wenn wir uns daran erinnern, dass wir alle göttlich sind und dass dementsprechend in unserem Leben nichts geschehen kann, was uns nicht in irgendeiner Weise dienlich ist. Das schließt nicht aus, dass eine körperliche Heilung möglich ist, führt uns aber in einen Bewusstseinszustand, in dem wir sie nicht länger für notwendig halten.*

Was können Sie als Individuum also tun, um aus einer spirituellen oder alternativmedizinischen Perspektive Ihre Heilungschancen zu erhöhen?

Erstens empfehle ich Ihnen, sich so gut um Ihre körperliche Gesundheit zu kümmern wie irgend möglich. Folgen Sie dem Rat von Paramahansa Yogananda: »Gesunde Ernährung, Körperertüchtigung, frische Luft und Sonnenschein, Hygiene, körperliche und geistige Entspannung und ein bewusstes Aufladen der Lebenskraft.«[27]

Zweitens: Nutzen Sie »alternative Methoden«, die Ihnen zusagen, sei es Akupunktur, bioenergetisches Heilen, positives Denken und Visualisierungsübungen oder andere Maßnahmen, von denen Sie sich angesprochen fühlen. Es gibt zahllose Erfahrungsberichte darüber, dass diese Methoden funktionieren und manchen Menschen sehr helfen.

Drittens sollten Sie – und das ist vermutlich das Wichtigste – sich nicht scheuen, nach innen zu blicken. Wenn Ihnen Probleme zu schaffen machen (gesundheitlich oder in anderer Hinsicht), lege ich Ihnen sehr ans

Herz, sich still nach innen zu wenden und die Ressourcen Ihrer Seele zu nutzen, die immer verfügbar sind. Hören Sie auf Ihre innere Weisheit. Das ermöglicht es Ihnen, wie wir eben sagten, alle kleinen oder falschen Gedanken darüber, Wer Wir Sind, zu heilen.
Wenn Sie sich daran erinnern, Wer Sie Wirklich Sind (ein Aspekt des Göttlichen, der niemals verletzt oder geschädigt werden kann), und allem, was geschieht, mit Akzeptanz, Dankbarkeit und freudiger Bejahung begegnen, »immunisiert« Sie das metaphysisch gegen die negativen emotionalen Auswirkungen jeder sogenannten Krankheit, und zwar auch dann, wenn die Krankheit nicht verschwindet.
Ob Sie geheilt werden oder nicht, ob Sie noch zehn Jahre und mehr oder nur noch einen Tag zu leben haben – machen Sie sich bewusst, dass nichts Sie daran hindern kann, hier und jetzt die höchste Version Ihres Wahren Seins zum Ausdruck zu bringen.

Heilung lässt sich am besten als Beendigung des Leidens definieren. Sie bedeutet nicht notwendigerweise, dass Schmerzen oder die Ursache dieser Schmerzen verschwinden. Die Essenz der Heilung ist Sehen. Wir sehen die Wahre Identität unseres eigenen Selbst oder eines anderen Menschen. Wenn wir sehen, wer wir oder andere Menschen wirklich sind, beendet das jeden Gedanken, dass etwas geschieht, was nicht geschehen sollte. Und wir beenden unseren Widerstand gegen das, was geschieht. Und das Ende des Widerstandes ist der Beginn der Heilung.
Bei der Heilung geht es nicht darum, einen Zustand oder eine Situation zu verändern, sondern die Art, wie wir den Zustand oder die Situation *erleben*. Und diese Veränderung unserer Wahrnehmung hat oft eine dramatische Wirkung auf unsere gesundheitliche Verfassung. Ich möchte wiederholen, was ich bereits an anderer Stelle sagte. Wir sollten stets Folgendes bedenken: Energie übt eine Wirkung auf die Energie selbst aus.
Nehmen Sie den Wind als Beispiel. Wind wirkt sich auf den Wind aus. Wenn es draußen nur leicht windig ist und dann eine stärkere Böe heranzieht, wird der Wind draußen von dem Wind

beeinflusst, der neu hinzukommt. Wir sagen, der Wind »wird stärker«.

Auf die gleiche Art kann sich auch Energie verändern. Wenn sie von Unruhe zum Frieden, oder von Widerstand zu Akzeptanz, Dankbarkeit und freudiger Lebensbejahung übergeht, fließt sie ruhiger und langsamer.

Dabei gilt: Je langsamer die Energie schwingt, desto metaphysischer, also desto weniger physisch, ist die Wirkung. Die Festigkeit, mit der die Essenzielle Essenz sich physisch manifestiert, hängt von der Schwingungsfrequenz ab. Je höher oder schneller die Schwingung, desto solider die physische Manifestation. Je niedriger und langsamer die Schwingung, desto weniger physisch und somit metaphysischer (spiritueller) die Manifestation.

Stellen Sie es sich so vor: Je schneller die Energieteilchen sich bewegen, desto mehr erzeugen sie einen Eindruck von Festigkeit. Wir würden durch den Fußboden fallen, wenn die Energieteilchen sich nicht so schnell bewegen würden, dass sie nicht länger als ein Billionstel einer Nanosekunde an einer Stelle verharren. Das bedeutet, dass sie buchstäblich »überall gleichzeitig« sind, sodass wir uns nicht schnell genug bewegen können, um zwischen ihnen hindurchzufallen oder an ihnen vorbeizuschlüpfen. Wie die sich bewegenden Flügel eines Ventilators oder die Speichen eines Fahrrades erzeugen sie etwas, das wie eine solide Oberfläche wirkt.

Wenn wir aufgeregt sind, uns über etwas ereifern, dann verleihen wir dieser Sache Festigkeit und nähren die Illusion von etwas Solidem. Beobachten Sie einmal, wie real Ihnen dann alles vorkommt.

Ist spirituelle Heilung möglich? Davon bin ich fest überzeugt. Jeder Arzt wird Ihnen sagen, dass die innere Einstellung eines Patienten eine wichtige Rolle für seine Genesung spielt. Je mehr ein Patient sich »im Frieden« mit seinem Zustand befindet (das heißt, je weniger aufgeregt oder schnell seine Energie schwingt), desto eher kann die Energie sich verändern. Das ist der Unterschied zwischen einer sanften Brise und einer Sturmböe.

Ich stelle mir Energie gerne als den Atem Gottes vor. Das ist mein poetischer Weg, sie mir zu veranschaulichen. Und mich selbst betrachte ich als eine individuelle Ausdrucksform des Göttlichen. Daher ist mein Atem Teil des göttlichen Atems, und meine Energie ist Teil der Energie Gottes.

Meine Art zu denken - die Energie, die ich erzeuge, wenn ich denke - ist meine Art, diese Energie zu »atmen«. Es ist das, was ich »einatme« und »ausatme«. Wenn ich negative Energie »aufnehme« oder »aussende«, werde ich Negativität erleben.

Für mich heißt das ganz eindeutig, dass ich meine äußere Realität - meine Gesundheit und alles andere - durch das beeinflusse, was ich in mein Bewusstsein hereinlasse und was ich aussende. Das hat sich in meinem Leben immer wieder bestätigt.

Daher empfehle ich, äußeren Zuständen keinen Widerstand zu leisten. Wenn Ihr äußerer körperlicher Zustand sich nicht ändert, machen Sie sich bewusst, dass es bei der Heilung auch gar nicht darum geht. Wie ich sagte, bedeutet Heilung, dass Sie Ihr inneres Erleben des äußeren Zustandes verändern. Wenn Sie alles als vollkommen betrachten, hat das zur Folge, dass alles vollkommen ist - wie auch immer die äußere Manifestation aussehen mag.

Frage 8:
Was ist »gute Gesundheit«?

Wie definieren Sie gute Gesundheit, aus medizinischer und aus spiritueller Perspektive?

Es heißt, dass der menschliche Körper im Alter zwischen 20 und 30 seine größte physische Leistungsfähigkeit besitzt. Danach beginnt bei den meisten Leuten ein kontinuierlicher Abbauprozess. Aus medizinischer Sicht würde ich daher »gute Gesundheit« – oder »optimale Gesundheit« – als die Verfassung eines gesunden, fitten Mittzwanzigers definieren.

Nach konventionellen medizinischen Standards werden alle Alterungssymptome daher als Schläge gegen unsere Gesundheit interpretiert. Selbst wenn wir optimal für unser körperliches Wohlbefinden sorgen, führen wir also einen Kampf, den wir niemals gewinnen können. Von denen, die ihren Körper durch Alkohol, Drogen, Rauchen, schlechte Ernährung und eine sitzende Lebensweise missbrauchen oder an Krankheiten leiden, gar nicht zu sprechen.

Obwohl die moderne Medizin von einem »guten relativen Gesundheitszustand« spricht – also zum Beispiel von einem »gesunden« 80-Jährigen im Vergleich zu anderen 80-Jährigen –, geht die Medizin davon aus, dass die Gesundheit sich im Lauf des Lebens immer mehr verschlechtert. Es ist ein Kampf, der in 100 Prozent der Fälle mit einer »Niederlage« endet, dem Tod. Also geht es nur darum, dieses unvermeidliche Endergebnis hinauszuzögern.

Es erübrigt sich zu sagen, dass ich diese Sicht der Gesundheit uninspiriert und pessimistisch finde. Und auch wenn Ärzte ihren Patienten in vielen Fällen eine positive, hilfsbereite Einstellung entgegenbringen, verwendet die Medizin, wie in diesem Buch schon mehrfach angesprochen, ein sehr grobes Raster, um Gesundheit und Wohlbefinden zu messen, und eines, das, in meinen Augen, die wahre Natur unseres Seins leugnet.
Gesundheit und Wohlbefinden auf der spirituellen Ebene hingegen ist ein völlig anderes Konzept, das eine viel weiter gefasste Definition zulässt.
»Optimale spirituelle Gesundheit« würde ich daher einem Menschen bescheinigen, der erkannt hat, dass das physische Leben in erster Linie dazu gedacht ist, die Agenda der Seele zu erfüllen.
Dementsprechend handelt ein solcher Mensch im Einklang mit dieser Agenda – und das ist immer möglich, ob jemand körperlich gesund ist oder nicht.
Dort, wo ich herkomme, Victoria in British Columbia, gibt es ein Team von Brustkrebs-Überlebenden, die jährlich am Drachenboot-Festival auf dem Gorge Waterway teilnehmen.[28] Diese Frauen haben in gesundheitlicher Hinsicht schwere Zeiten durchgemacht, und bei vielen besteht ein erhöhtes Risiko, dass der Krebs zurückkehrt. Aber sie führen trotzdem ein aktives Leben, sind sozial engagiert und nutzen die Teilnahme am Drachenbootrennen, um über ihre Krankheit aufzuklären und für Vorsorgeuntersuchungen zu werben. Viele von ihnen führen ein Leben im Einklang mit den Bedürfnissen ihrer Seele.
Von den zahlreichen Krebspatienten, die ich für die Cancer Agency interviewte, berichtete eine beeindruckend große Zahl, dass ihre Lebensqualität, in spiritueller Hinsicht, sich infolge der Krankheit sogar erhöht hatte. Die »schreckliche Diagnose« hatte sie veranlasst, intensiv über den Sinn ihres Lebens nachzudenken, darüber, was wirklich wichtig ist.
Nach der Diagnose fingen sie an, ihr Leben nach der Agenda ihrer Seele auszurichten, statt lediglich auf der materiellen Ebene nach Erfolg und Besitz zu streben, ohne sich Gedanken über den tieferen Sinn ihres Daseins zu machen.
»Aber was ist dann die Agenda der Seele?«, wird sich jetzt sicher manch einer fragen.

Bei der Agenda der Seele geht es darum, jene inneren Qualitäten zur Entfaltung zu bringen, die unseren höchsten Vorstellungen von Menschlichkeit entsprechen. Sie kann also bei jedem Menschen ein wenig anders aussehen.

Wenn jemand einen demenzkranken Angehörigen betreut, kann das bedeuten, sich mitfühlend, geduldig und liebevoll um ihn zu kümmern, trotz der damit verbundenen Schwierigkeiten und Herausforderungen.

Wenn ein Paar Nachwuchs bekommt, kann es bedeuten, aus Liebe zu dem Baby andere Bedürfnisse zurückzustellen, um dem Kind in den Jahren seiner Entwicklung genug Zeit und Fürsorge widmen zu können.

Und für Ärzte kann es bedeuten, nicht nur Medikamente zu verordnen, sondern sich Zeit für die Patienten zu nehmen und durch die eigene Präsenz *die Heilung zu unterstützen.*

Einfach ausgedrückt, besteht die Agenda unserer Seele darin, göttliche Seinszustände hervorzubringen – mit anderen Worten, in der physischen Welt jene im wahrsten Sinne des Wortes geerdete, greifbare Erfahrung des Göttlichen hervorzubringen, die im spirituellen Reich allein nicht erreichbar ist.

Und wenn wir beginnen, uns selbst auf diese Weise zu erleben, verlieben wir uns sofort in dieses Gefühl! Alle, die Erfahrungen mit dieser Art zu leben gesammelt haben, werden Ihnen bestätigen, dass sie uns eine unvergleichliche Freude und Erfüllung schenkt.

Und dafür gibt es eine einfache Ursache: Wir stimmen uns auf den wahren Grund ein, weshalb wir auf diesen Planeten gekommen sind. Mit anderen Worten, wir folgen unserer wahren Bestimmung (die übrigens nichts damit zu tun hat, was wir »tun«, und alles damit, wie wir »sind« … ein Punkt, der in der Buchreihe Gespräche mit Gott *ausführlich erläutert wird).*

Wenn wir auf diese Weise leben, weckt das in uns den Wunsch, unsere Erfahrungen mit anderen zu teilen in der Hoffnung, dass auch sie diese Freude und Sinnerfüllung für sich entdecken. Wir beginnen, die Menschen »sich selbst zurückzugeben« – ein in Gespräche mit Gott *oft verwendeter Ausdruck. Damit ist gemeint, ihnen die Wahrheit über sich selbst zu zeigen (dass sie göttliche Wesen sind, die hier auf der Erde eine*

physische Erfahrung machen) – die machtvolle und das ganze Leben verändernde Wahrheit darüber, Wer Wir Wirklich Sind.
In diesem Sinne sind wir alle Heilerinnen und Heiler, ob wir eine medizinische (oder eine spirituelle oder naturheilkundliche) Ausbildung erhalten haben oder nicht. Wir alle verfügen über die Fähigkeit, Göttlichkeit auf die Erde zu bringen. Und wenn wir das tun, indem wir unsere falschen Gedanken über unser Sein heilen und uns für unser Wahres und Höchstes Selbst öffnen, können wir auch die falschen Gedanken heilen, die andere Menschen über ihr Sein hegen.
Damit wird auf den Punkt gebracht, was es meines Erachtens bedeutet, spirituell gesund zu sein und zu gedeihen!
Und so möchte ich am Ende des Buches unsere Leserinnen und Leser darum bitten, die größte und schönste Version ihrer Vision des Wahren Seins zu erschaffen. Sie alle sind nichts weniger als göttlich, und es ist an der Zeit, dass Sie diese Wahrheit erkennen.
Und jetzt lade ich Sie dazu ein, diese Wahrheit zu leben – leben Sie sie mehr als je zuvor! Dabei werden Sie feststellen, dass es mit Ihrer »spirituellen Gesundheit« steil bergauf geht … und es würde mich nicht überraschen, wenn sich auch Ihr körperliches Wohlbefinden spürbar verbessert. Denn beide sind untrennbar miteinander verknüpft, und Ihr physisches Sein ist die beste aller Plattformen, um die Qualitäten Gottes zum Ausdruck zu bringen.

Ich denke, diese ausgezeichnete Ärztin hier hat es perfekt beschrieben. »Gute Gesundheit« ist einfach, dass man weiß, wer man ist (nämlich eine individuelle Ausdrucksform des Göttlichen) – und das dann demonstriert und zur Entfaltung bringt.
Daher schließe ich mich Dr. Coopers Einladung an.
Seid gesegnet.

Endnoten

1 Amy Purdy: »My Own Two Feet.« HarperCollins, 2014. Webseite: http://amypurdy.com

2 Emery N. Brown, Ralph Lydic und Nicholas D. Schiff: »General Anesthesia, Sleep, and Coma.« *New England Journal of Medicine.* 30. Dezember 2010: 363(27): 2638–2650. doi: 10.1056/NEJMra0808281. Verfügbar unter: http://www.ncbi.nlm.nih.gov/pmc/articles/PMC3162622/

3 David R. Larach und Neville M. Gibbls: »Anesthetic Management During Cardiopulmonary Bypass.« *Medical Textbook: A Practical Approach to Cardiac Anesthesia, Chapter 7.* Verfügbar unter: http://tele.med.ru/book/cardiac_anesthesia/text/he/he007.htm

4 Jill Sakai: »Study reveals gene expression changes with meditation.« *University of Wisconsin-Madison News.* Interview mit dem Autor der Studie Richard J. Davidson (Studie veröffentlicht in: *Journal of Psychoneuroendocrinology*). Artikel veröffentlicht am 4. Dezember 2013. Verfügbar unter: http://news.wisc.edu/22370

5 Mt 6, 33

6 Lk 24, 42

7 Brittany Maynard. Weitere Information über ihre Geschichte finden Sie auf: http://thebrittanyfund.org

8 William Shakespeare: Hamlet, 1. Akt, 5. Szene

9 Vgl. 2 Moses 3, 14

10 Anita Moorjani: »Dying To Be Me.« Hay House, 2014. (Dt.: *Heilung im Licht.* München: Arkana, 2012)

11 Ken Keyes, jr.: »A Handbook to Higher Consciousness.« Living Love Center, 1973. (Dt.: *Das Handbuch zum höheren Bewusstsein.* München: Goldmann, 1990)
12 Katelyn Verstraten. *Globe and Mail* Artikel: »Kalydeco: A ›miracle drug,‹ with a catch.« 20. Juni 2014. Verfügbar unter: http://www.theglobeandmail.com/life/health-and-fitness/health/kalydeco-a-miracle-drug-with-a-catch/article 19278862/?page=all
13 Diana Mehta. *Huffington Post* Artikel: »Angelina Jolie ›Effect‹ Pushed More High-Risk Women To See Cancer Screenings.« 2. September 2014. Verfügbar unter: http://www.huffingtonpost.ca/2014/09/02/angelina-jolie-effect-cancer-screening_n_5755380.html
14 Informationen über *Kryonik (Kryokonservierung)* erhältlich bei ALCOR, einem führenden Unternehmen auf diesem Forschungsgebiet: http://www.alcor.org
15 David McCormack. *Mail Online* Artikel: »›I fear death‹: Talk show legend Larry King, 81, wants to freeze his body when he dies so he can return one day and continue to interview people.« 18. März 2015. Verfügbar unter: http://www.dailymail.co.uk/news/article-3001550/I-fear-death-Talk-legend-Larry-King-81-wants-freeze-body-dies-return-one-day-continue-interview-people.html
16 Canadian Institute for Health Information. »Depression Among Seniors in Residential Care.« 20. Mai 2010. Verfügbar unter: https://secure.cihi.ca/estore/productFamily.htm?pf=PFC1432
17 Arianna Huffington: »Thrive: The Third Metric to Redefining Success and Creating a Life of Well-Being, Wisdom, and Wonder.« Harmony Books, 2014. (Dt.: *Die Neuerfindung des Erfolgs.* München: Riemann, 2014)
18 Dan K. Morhaim und Keisha M. Pollack: »End-of-Life Care Issues: A Personal, Economic, Public Policy, and Public Health Crisis.« *American Journal of Public Health,* 2013;103(6):e8-e10. Verfügbar unter: http://www.medscape.com/viewarticle/805452_2
19 Catherine Anastasopoulou: »Polygenic Hypercholesterolemia.«

Medscape Medical Review. Zuletzt aktualisiert: 29. Juli 2015. Verfügbar unter: http://emedicine.medscape.com/article/121424-overview

20 ebenda

21 Guttmacher Institute Fact Sheet. »Induced Abortion in the United States.« Juli 2014. Verfügbar unter: http://www.guttmacher.org/pubs/fb_induced_abortion.html

22 Katelyn Verstraten. *Toronto Star* Artikel: »Surprise! Disabled people have sex.« 5. Oktober 2014. Verfügbar unter: http://www.thestar.com/news/insight/2014/10/05/surprise_disabled_people_have_sex.html

23 ebenda

24 ebenda

25 William Shakespeare: Hamlet, 1. Akt, 3. Szene

26 ParamahansaYogananda. »Quotes on Healing.« Verfügbar unter: http://www.yogananda.com.au/gurus/yoganandaquotes05b.html

27 ebenda

28 Breast Cancer Survivor Dragon Boat Team - Victoria BC, Canada. Weitere Informationen auf ihrer Webseite: http://islandbreaststrokers.com

Eine Botschaft der Hoffnung

»Es gibt wieder etwas zu tun.« In der Nacht auf den 2. August 2016 geschieht, was Neale Donald Walsch nicht für möglich gehalten hat: Er erhält erneut eine Einladung zu einem Gespräch mit Gott und es entspinnt sich ein weiteres Gespräch voller Weisheit und Humor um die große Frage, die uns heute bewegt: Kann sich die Menschheit so weiterentwickeln, dass für jeden Einzelnen und die gesamte Zivilisation eine bessere Zukunft möglich ist?

»Es ist an der Zeit, dass unsere Spezies erwacht, dass sie sich weiterentwickelt, dass wir uns bewusst werden, wer wir sind und warum wir hier sind. Das ist die Einladung an uns. Das ist unsere Chance. Das ist der nächste Schritt unserer Evolution. Und diesen nächsten Schritt zu tun, ist die Bestimmung allen Lebens.«

Die lang erwartete Fortsetzung des außergewöhnlichsten Dialogs aller Zeiten!

www.trinity-verlag.de

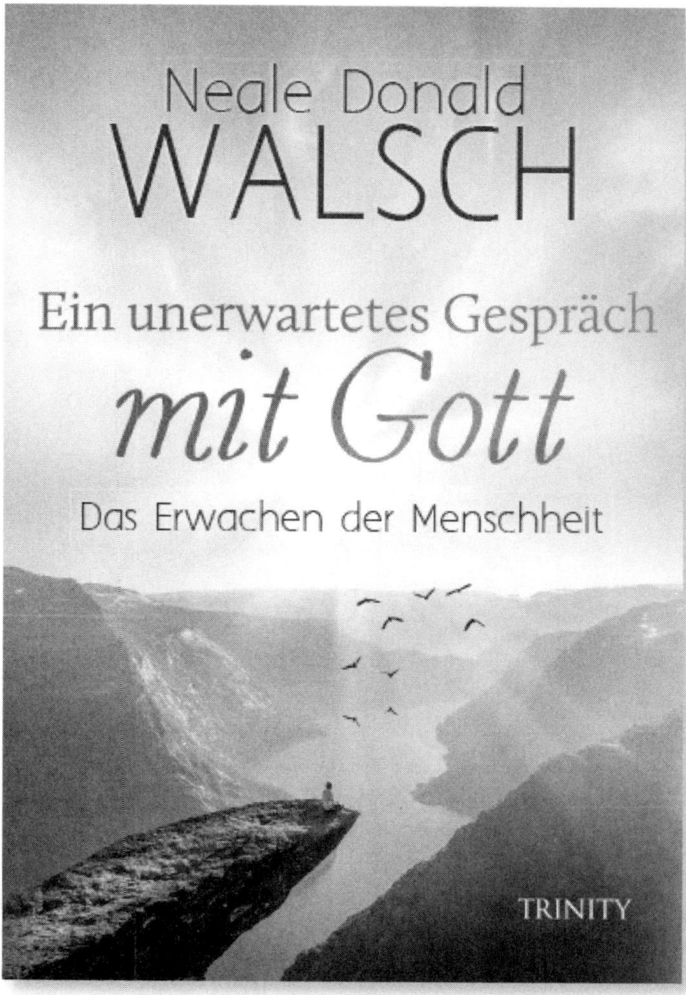

Geb. mit Schutzumschlag, 328 Seiten, ISBN 978-3-95550-234-8

Wie Wunder möglich werden

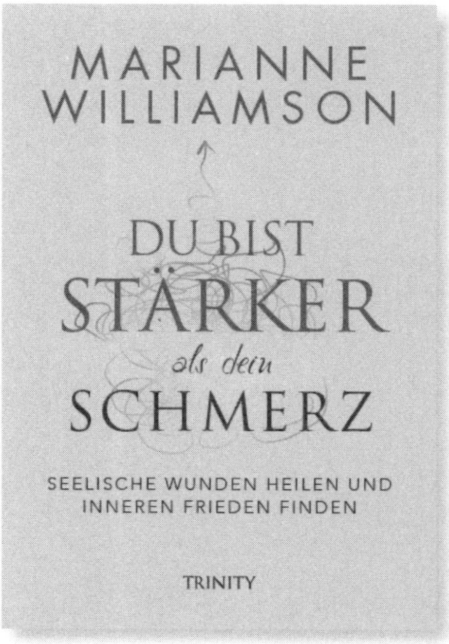

Gebunden mit Schutzumschlag, 296 Seiten
ISBN 978-3-95550-221-8

Wie lässt sich Leiden in persönliches Wachstum verwandeln, gleich, ob es sich um Krankheit, Depression oder einen persönlichen Verlust handelt? Indem wir, statt den Schmerz zu betäuben oder ihn zu verdrängen, seiner Botschaft lauschen und ihn als Ruf wahrnehmen, etwas im Leben zu verändern, um glücklicher und weiser zu leben. Dann können Wunder ihren Anfang nehmen.

TRINITY